从出生到离乳

母乳喂养全程指南

陈铆 著

人民卫生出版社

图书在版编目（CIP）数据

从出生到离乳：母乳喂养全程指南 / 陈舒著. —
北京：人民卫生出版社，2020
ISBN 978-7-117-24038-3

Ⅰ.①从… Ⅱ.①陈… Ⅲ.①母乳喂养－指南 Ⅳ.
①R174-62

中国版本图书馆 CIP 数据核字（2018）第 294325 号

人卫智网　www.ipmph.com　医学教育、学术、考试、健康，
　　　　　　　　　　　　　购书智慧智能综合服务平台
人卫官网　www.pmph.com　人卫官方资讯发布平台

从出生到离乳：母乳喂养全程指南

著　　者：陈　舒
出版发行：人民卫生出版社（中继线 010-59780011）
地　　址：北京市朝阳区潘家园南里 19 号
邮　　编：100021
E - mail：pmph @ pmph.com
购书热线：010-59787592　010-59787584　010-65264830
印　　刷：北京顶佳世纪印刷有限公司
经　　销：新华书店
开　　本：889×1194　1/24　印张：13.5
字　　数：285 千字
版　　次：2020 年 4 月第 1 版　2021 年 10 月第 1 版第 2 次印刷
标准书号：ISBN 978-7-117-24038-3
定　　价：59.80 元
打击盗版举报电话：010-59787491　E-mail：WQ @ pmph.com
质量问题联系电话：010-59787234　E-mail：zhiliang @ pmph.com

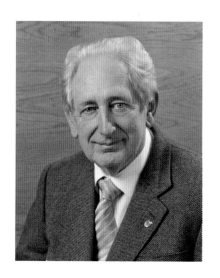

Colin W. Binns

婴儿营养：
一生健康的基础

作为一位从事婴儿营养研究的专家，或许更重要的是两位漂亮小朋友的妈妈，由陈舒博士来主笔这本关于婴儿营养和喂养的书是最合适的。在这本书里，她将结合实践来讲述和哺乳相关的科学知识。这本书对于新手父母尤其重要，因为它指明了最好的喂养和哺育婴儿、给婴儿提供营养的方式。

母乳喂养对几乎所有婴儿来说都是最自然的喂养方式。几乎所有的妈妈都可以实现母乳喂养，尽管在一些情况下，她们需要一些指导和鼓励。在人生大约前6个月里，母乳可以提供婴儿所需的全部营养，开启他们人生的健康之旅。母乳喂养和引入最佳的婴儿食物对宝宝和妈妈都有诸多好处。母乳喂养的婴儿以适宜的速率成长，有着最佳的发育曲线。比起人工喂养的婴儿，母乳喂养的婴儿成年后不容易肥胖，也更少生病、更少住院。如果孩子喝母乳，一些常见的疾病，比如腹泻和肺炎的患病概率会显著减小。作为父母，在育儿过程中最重要的一件事情也许就是确保孩子尽可能聪明了，而母乳喂养的孩子可能有更高的智商，在学校里的成绩也可能更好。无论配方奶厂商如何努力地提高产品品质，配方奶始终是一种人工的替代喂养方式，无法和母乳对孩子大脑发育的促进作用相提并论。

对于妈妈，母乳喂养有诸多好处。除了能够尽快恢复到孕前体重外，她们也会因此有更低的乳腺癌、宫颈癌、糖尿病和骨质疏松症的患病率。这些对中国妈妈来说都非常重要。总的来说，母乳喂养的妈妈更少抑郁，因为她们的宝宝更健康，她们也更快乐。

母乳喂养对我们整个社会也有很多益处。它为许多家庭节约下不小的开支。从看病治病的角度，也很省钱，因为母乳喂养的孩子更少生病和住院。母乳喂养可以降低对地球资源的消耗，这种喂养方式更绿色、更环保。

婴儿生命的前 1 000 天，从受精卵形成算起，到大约 2 岁，对走上健康的人生道路非常关键。婴儿从大约 6 个月开始需要奶以外的食物。引入健康的婴儿辅食，尤其是多样性的食物是非常重要的。父母应该定期称量孩子的身长和体重，确保他们在按照正常的速率成长。

所有的婴儿都是不同的，一些孩子很小就开始睡整夜了，而另一些孩子喜欢多次醒来喝奶；一些孩子比另外一些哭得要更多；一些妈妈会遇到更多的喂养难题。这本书包含了很多结合了陈舒博士自身经历的实用建议，它将有助于创造一个更健康、更快乐的母乳喂养环境。父母和祖父母可以从她的书里学到很多智慧，让他们的孩子或孙辈更健康和快乐。祝她的出版工作一切顺利。

Colin W. Binns

教授，医学博士

科廷大学公共卫生学院，约翰·科廷特聘荣誉教授

前言

孩子生来就应该喝母乳。母乳喂养是最自然的婴儿喂养方式，也是至今无法超越的对婴儿的成长和健康最有利的喂养方式。

在过去的 30 年里，支持母乳喂养的证据大量涌现。流行病学、表观遗传学、干细胞以及健康和疾病的发展起源等研究结果都强烈地支持母乳喂养。在科学发展的历史中，我们从未像现在这样了解母乳喂养对妈妈和孩子极其复杂的重要性。

尽管母乳喂养是妈妈的个人选择，但推广母乳喂养却是关系着整个社会、有重大公共卫生意义的事。各种民间传言、下奶偏方给母乳喂养设立了重重障碍。很多妈妈因为一开始遇到困难，没有人给予技术支持，就放弃了。还有很多妈妈母乳喂养了一段时间，因为一些对母乳喂养的误解，稀里糊涂就给孩子断了奶。

对母乳喂养的支持，我自己也经历了几个阶段。在我做博士课题的时候，查阅了大量文献，也调查随访了许多妈妈，因此了解很多妈妈在婴幼儿喂养方面存在的误区。喂养不当对孩子健康的影响是不可估量的。每当收到新手妈妈焦急的求助，每当看到孩子因为一些莫名其妙的原因被断奶、被喂以不该喝的饮品，或者拒绝奶瓶和不那么好喝的特殊配方奶粉……我都感到无比着急，恨不得把自己知道的所有道理和方法讲给妈妈们听，我突然感受到自己作为公共卫生人员的责任。从那时起，我开始在网络上写关于婴儿喂养的健康科普文章。在我粉丝数未超过十万之前，我会回复几乎每一条留言和私信。那时候，我极力推广母乳喂养，甚至可以说是强势推广。

几年间，我写了数百篇母婴健康科普文章，其中大部分是关于母乳喂养和辅食添加的。作为科研工作者，我是较早一批接触相关领域最前沿科研成果的人，也是许多婴幼儿喂养知识最早的传播者之一，比如孕期、哺乳期补碘的意义，母乳喂养的妈妈原则上无须忌口（哪怕孩子有湿疹），特殊配方奶粉的适用范围，被高估的配方奶粉的营养价值，以表观遗传学基础的生命黄金 1 000 天等，我还以循证证据为依据对许多错误观念进行了更正……我收到了许多妈妈真诚的感谢，我的科普文章也得到越来越多人的认可，还有儿科医生将我的文章打印出来贴在诊室里供人阅读。除了感动，我也感到责任越来越重大。知识的传播是爆炸式的，一个人受益了，一个家庭便受益了，一个家庭受益了，他们还会将这种益处传递给他人。让母亲更新认知，促进孩子的健康，这是一件可以改变未来的事。

后来我自己也有了孩子。从事了多年婴幼儿喂养研究工作，对泌乳知识可以说了如指掌的我，却在实践中遭遇了重重挫折。我接受过专业培训，做过好多年相关研究，看过非常多的文献，还参加了产前哺乳培训……在这么多有利的条件下，我一开始还是遇到了困难和阻力。我发现母乳喂养在很多情况下是一件极具挑战的事，一方面，我迫切地想把各种技巧和解决方法告诉大家；另一方面，我更深刻地体会到每个家庭、每对母子都具有特殊性，于是对选择配方奶喂养的妈妈们又多了一份理解。当我自己成为母亲，我才开始意识到之前写的那些科普文章有多么的枯燥、死板、没有人情味，其中最大的问题是——不实用。

当我真切地体会到做妈妈的快乐和辛苦，才发现很多科学论文、权威指南中缺乏的细节，发现很多需要根据实际情况作出的妥协。比如，有时候即使妈妈希望母乳喂养，但选择另外一种喂养方式或许更适合她。所以，我希望这本书给你的，不仅是婴儿喂养知识，而是有人情味的、充满实际操作细节的内容。

我所经历的第三个阶段的观念变化是，我发现在缺乏理论和实践经验的时候，很多妈妈作出的喂养决定是违心的。很多妈妈向我倾诉，她们因为最初的那些喂养困难而感到气馁，周围的家人和朋友心疼她们的辛苦劝她们断奶，于是她们放弃了母乳喂养，后来却越想越后悔。哪怕许多人一再安慰她们"没有关系，孩子的人生头一年喝什么奶对未来幸福与否没有影响"，但她们仍然难以释怀。这大概是很多妈妈的一种本能吧，我们总希望给孩子更好的。成功的母乳喂养，以及由它带来的亲密感，或许可以缓解妈妈的产后焦虑。我渐渐发现，尽管我们应该尊重妈妈的意愿，支持她们的决定，但首先要搞清楚那是不是她们内心真实的愿望，她们是希望得到"不想喂就别喂了，孩子喝配方奶也一样健康"这样的理解和支持，还是希望有人能帮助她们解决哺乳问题，让哺乳变得轻松起来？因为母乳喂养本应该是一件越来越轻松和方便的事。

尽管配方奶为很多无法实现或者暂时无法实现母乳喂养的妈妈提供了另外一种选择，我们也可以利用配方奶获得另外一种生活方式。但我希望妈妈们不是因为对母乳喂养的误解，不是因为错误的信息，不是遇到难题找不到正确、有效的方法而放弃母乳喂养。我希望这本书，能够帮助妈妈们更好地作出决定，只有打通母乳喂养的技术壁垒，才有可能选择自己真正想要的喂养方式。

我想对所有遇到哺乳困难的新手妈妈说，就像所有值得努力的事情一样，母乳喂养也需要学习和练习。如何开奶、如何帮助孩子正确地衔乳、如何在奶水暂时不足时喂养孩子、如何预防乳头混淆、乳头混淆后如何解决、乳头疼痛怎么办、奶水太急怎么办、胀奶如何处理、如何预防乳腺炎、哺乳妈妈应该怎么吃、背奶妈妈应该如何安排挤奶时间、如何保存母乳、如何解冻母乳、如何消毒奶瓶、如何用手挤奶、孩子乳糖不耐受怎么处理……几乎没有什么哺乳问题是无法解决的。只要努力学习科学的喂养知识并勤加练习，母乳喂养会变得越来越顺利，越来越方便。

这本书里，还包括了不少关于配方奶喂养的内容，比如如何选择配方奶、什么情况下应该选择特殊配方奶、怎么冲奶、如何选择奶瓶和奶嘴、如何正确地瓶喂……选择配方奶喂养的妈妈，也需要最好的支持，每一个孩子都值得用心去爱。

每当我遇到焦急的妈妈向我咨询喂养问题时，我都暗下决心要写好这本书，在各种杂乱的声音中，在一片迷茫中，为她们提供最科学、最有效、最专业的指导和支持。

我相信，这本书可以帮你实现你想要的喂养方式。

陈舒

2020 年 2 月

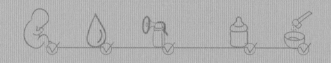

Part 1
为母乳喂养做准备

Part 2
妈妈的乳汁孩子决定

母乳喂养对孩子的好处　　　2

母乳喂养对妈妈的好处　　　5

母乳喂养的其他好处　　　7

给新手妈妈的孕期建议　　　9

给新手妈妈的产前建议　　　10

给新手妈妈的产后建议　　　11

值得推荐的哺乳装备　　　12

乳汁是怎样产生的　　　16

为什么会漏奶　　　17

产后会影响开奶的因素　　　18

最珍贵的初乳　　　20

成熟乳汁的营养　　　21

妈妈的乳汁能满足孩子的需要吗　　　22

前奶和后奶的差异　　　25

哺乳，为什么说要让孩子做主　　　26

孩子奶量需求的差异　　　27

让孩子来决定你有多少乳汁　　　28

Part 3
开始母乳喂养啦

Part 4
新生儿黄疸，
需要暂停母乳喂养吗

早接触，早吸吮，早开奶　32

剖宫产的妈妈如何开始母乳喂养　33

开奶前孩子喝什么　35

是否需要加配方奶　37

两种有效的衔乳方式　42

妈妈乳头扁平或者内陷怎么办　49

妈妈的乳头很大，孩子衔不住怎么办　50

妈妈乳头疼痛怎么办　51

乳头的清洁及护理　52

如何为困倦的孩子喂母乳　53

如何应对需要频繁哺喂的孩子　54

两侧乳房，应该先喂哪一侧　54

如何判断孩子喝饱了　55

监测孩子的发育情况　56

在公共场所哺乳：

母乳喂养必经的一道坎　61

什么是新生儿黄疸　64

如何预防新生儿黄疸　64

新生儿黄疸的分类　65

这些因素更容易让孩子出现新生儿黄疸　68

新生儿黄疸的诊断　69

新生儿黄疸的治疗　71

母乳性黄疸需要停母乳吗　74

Part 5
奶量不足的处理方式

Part 6
乳汁过多的处理方式

可能导致奶量不足的原因　　　78

这些情况能代表奶量不足吗　　　79

确保奶量充足的措施　　　80

针对奶量不足的专业哺乳指导和

泌乳策略　　　82

在奶量充足前怎么喂养　　　83

奶量充足后如何断掉配方奶　　　84

什么原因会导致乳汁过多　　　86

如何应对过多或过急的乳汁　　　87

孩子因为乳汁过急而拒绝乳头怎么办　　　89

Part 7
无须通乳师，
也能应对乳腺炎

如何处理好乳房肿胀　　　　　　　　92

出现乳房肿胀，应该如何处理　　　　94

乳腺炎的典型表现和预防　　　　　　96

无须通乳师，教你应对乳腺炎　　　　98

Part 8
粉碎那些关于
母乳喂养的谣言

夜奶会导致龋齿吗　　　　　　　　　106

躺着喂母乳会导致"地包天"吗　　　109

躺着喂母乳会导致中耳炎吗　　　　　110

妈妈有乙肝还能喂母乳吗　　　　　　111

孩子乳糖不耐受可以继续母乳喂养吗　112

Part 9
哺乳妈妈的日常饮食

哺乳妈妈应该怎么吃　　　　118

哺乳妈妈应该吃多少　　　　121

哺乳妈妈应该喝多少水　　　　123

哺乳妈妈能喝咖啡和茶吗　　　　124

哺乳妈妈可以饮酒吗　　　　126

哺乳妈妈需要忌口吗　　　　131

Part 10
挤奶、吸奶和
母乳的储存

挤奶、吸奶会损伤乳腺吗　　　　134

什么情况下妈妈需要挤奶喂养　　　　134

挤奶的方式及原则　　　　136

挤奶的频率　　　　145

每次挤奶的时间　　　　146

如何喂挤出来的奶　　　　146

母乳的储存、解冻和加热　　　　147

吸奶用具的清洗方法　　　　149

如何让孩子接受奶瓶　　　　150

各种颜色的母乳意味着什么　　　　151

乳汁出现不正常的口味或者气味　　　　154

Part 11
如何纠正乳头混淆，
从瓶喂转亲喂

瓶喂转亲喂的经历分享 160

正确看待瓶喂，先让孩子吃饱最重要 163

如何纠正乳头混淆 164

Part 12
母乳喂养和辅食添加

不同程度的母乳喂养 166

6个月前是否需要额外喂水 168

发生在6个月前的一些特殊情况

是否需要喝水 169

6个月前需要喂奶以外的其他液体吗 170

所谓厌奶期是怎么回事 171

出现以下情况，是否应该添加辅食 172

添加辅食的方案 173

先给奶还是先给辅食 175

辅食量和奶量 176

便秘还是攒肚子 177

孩子添加辅食后便秘如何处理 178

母乳应该喂多久 180

孩子非常恋奶，不爱吃辅食怎么办 181

Part 13
断夜奶，并非一场
必胜的战役

温和减少婴儿夜奶的四种方法　　184

为幼儿断夜奶的三种方法　　187

断夜奶的六大技巧　　188

孩子喂配方奶能睡得更久吗　　190

可能导致孩子频繁夜醒的情况　　190

是不是断了夜奶就能一觉睡到天亮　　192

Part 14
断奶：如何和母乳
喂养温柔地说再见

什么时候开始断奶最好　　194

什么时候最好不要断奶　　194

自然离乳——孩子做主的断奶　　196

妈妈做主的断奶　　196

为一岁以内孩子断奶的方法　　198

为一岁以上孩子断奶的方法　　202

断奶的七大技巧　　204

断奶后的营养如何保证　　207

断奶通常需要花多长时间　　207

不需要断奶的九种情况　　208

断奶和避孕　　212

Part 15
配方奶和牛奶喂养

配方奶的营养成分 214

如何挑选配方奶 218

五种特殊配方的婴儿奶粉 222

预防婴儿过敏 226

奶瓶喂养建议：孩子需要多少奶 228

用奶瓶如何按需喂养 229

养成好的瓶喂习惯 230

奶嘴的选择 230

奶瓶消毒的四种方法 232

孩子多大可以开始喝鲜奶 238

喝鲜奶好还是配方奶好 240

一岁后应该喝多少奶 244

Part 16
牛奶蛋白过敏的孩子
如何喂养

带你了解牛奶蛋白过敏 250

孩子牛奶蛋白过敏，该如何忌口 256

母乳喂养的孩子对牛奶蛋白过敏，

如何喂养 256

配方奶喂养的孩子对牛奶蛋白过敏，

如何喂养 258

一岁以上的孩子牛奶蛋白过敏，喝什么 261

Part 17
哺乳期以及
孩子的营养补充剂

Part 18
哺乳期美美做妈妈

如何选择哺乳期营养补充剂　　　264

哺乳期需要补充叶酸吗　　　265

哺乳期需要补充碘吗　　　266

哺乳期需要补充钙和维生素 D 吗　　　267

哺乳期需要补充 DHA 吗　　　268

哺乳期需要补充维生素 A 吗　　　268

孩子需要补钙吗　　　270

孩子需要补充维生素 D 吗　　　275

孩子需要补充锌吗　　　279

孩子需要补充维生素 A 吗　　　280

孩子需要补铁吗　　　283

产后抑郁，不是矫情　　　288

产后如何恢复身材　　　292

哺乳期护肤品使用建议　　　296

哺乳期能美甲吗　　　298

哺乳期其他美容美体操作　　　299

产后脱发不是缺钙　　　300

哺乳期能对头发进行染烫吗　　　301

母乳喂养小剧场　　　303

Part 1
为母乳喂养做准备

通过母乳喂养体会母子相连的亲密感是很多妈妈选择母乳喂养的原因。母乳喂养让妈妈和孩子相互依赖、相互接触、相互回应，建立起依恋关系。

母乳喂养对孩子的好处

母乳喂养对妈妈的好处

母乳喂养的其他好处

给新手妈妈的孕期建议

给新手妈妈的产前建议

给新手妈妈的产后建议

值得推荐的哺乳装备

母乳喂养对孩子的好处

现阶段好处

总体上，母乳喂养的孩子有更低的患病率和死亡率。具体来讲，母乳对孩子当下的身体发育和健康有如下好处。

减少新生儿猝死综合征的发生率。

减少腹泻的发生率、严重程度和病程。

减少生理性反流的发生率。

减少胃肠道感染的发生率。

减少呼吸道感染的发病率。

减少中耳炎的发生率。

减少特应性皮炎（湿疹）的发生率。

减少过敏性鼻炎的发生率。

减少哮喘或气喘的发生率。

减少乳糜泻（一种由于对谷蛋白中麦胶蛋白过敏引发的慢性肠道疾病）的发生率。

减少牙齿咬合不正的概率（母乳喂养的孩子会有更好的下颌发育）。

减少早产孩子出现坏死性小肠结肠炎的概率以及减轻症状。

减少炎症性肠病的发生率。

母乳喂养孩子的体重或许更健康

总体上，在生长发育方面，母乳喂养的孩子和配方奶喂养的孩子相当，并不会比配方奶喂养的孩子差，但体重指数（BMI）或者同样身高下的体重会略轻一些。一些爸爸妈妈喜欢把孩子的胖看作是发育更好的表现，这其实是一种观念上的误区。

对照婴幼儿生长发育参考曲线可以看出，发育良好孩子的生长趋势是相对平稳的，既没有陡降，也没有陡升。在传统的观念中，如果孩子的体重增长过快，常常不会引起父母的担心，但是从科学的角度出发，这样的发育并不理想。

长期好处

母乳喂养对于孩子的健康有什么长远影响，这种影响究竟能持续多久，是一个非常难的研究题目。尽管母乳在短期内有明显优势，但在孩子未来的生活中，影响智力和健康的因素太多，因此很难在几十年后还能剥茧抽丝地找出人生第一年里不同的喂养方式带来的长远影响。

不过，越来越多的研究认为，母乳喂养可以带给孩子某些长远的好处，母乳喂养很可能影响着孩子未来的健康。

更高的智力：基于 16 个研究的综合数据，在控制了许多相关因素后，这些研究一致发现，相比于配方奶喂养，母乳喂养的婴儿在儿童和青少年时期会有更高的智商（IQ）（比人群整体水平高 3.4 分），并且纯母乳喂养和母乳喂养的时间越长，对智力的提高越明显。其中 9 个研究考虑了母亲的智力因素，在排除了母亲智力的影响后，母乳喂养的孩子仍然比人群整体水平高 2.6 分。一个大型的随机对照试验发现，母乳喂养的孩子在 6 岁半时的智力高出配方奶喂养的孩子 7 分，而在另外一些针对早产和低出生体重孩子进行的非随机对照试验中也得到了相似的结果。

预防肥胖：大量研究证据有力地证明，比起配方奶喂养的婴儿，母乳喂养的婴儿在其儿童、青少年、成年后不易肥胖，而且预防作用与母乳喂养的时间成正比。但这并不是说只要母乳喂养，孩子未来就不会肥胖了，不良的饮食和运动习惯也可能抵消婴儿时期母乳喂养带来的保护作用。

预防过敏和哮喘：出生后头 6 个月的纯母乳喂养对哮喘有最强的保护作用。不论孩子是否有哮喘家族史，母乳喂养不但会降低孩子婴儿期的过敏和哮喘发病率，在儿童时期也有持续的保护作用。

降低患心血管疾病的风险：母乳喂养可以降低孩子日后发生高血压（证据等级 B）和低密度脂蛋白胆固醇过高的风险。

能够预防孩子日后发生 1 型和 2 型糖尿病。

可能降低某些儿童癌症的发生概率：一篇对 18 项相关研究的综述发现，母乳喂养能够降低 19% 的儿童罹患白血病的概率。

母乳喂养对妈妈的好处

生育对于女性来说绝对是件耗费健康的事，但哺乳却是我们"挽回损失"的手段。只要哺乳，就有收获。

现阶段好处

降低产后出血的概率：母乳喂养通过降低产后出血的概率，进而降低产妇的死亡率。同时，由于产后出血的概率降低，产后缺铁（贫血）的概率亦随之降低。

帮助妈妈恢复到孕前体重：和单纯配方奶喂养以及混合喂养的妈妈相比，纯母乳喂养的妈妈能够更快、更轻松地减轻体重。

推迟再次怀孕的时间，让妈妈的身体得以恢复：从人群角度讲，哺乳可以推迟月经恢复的时间（哺乳期闭经），这可以避免女性再次怀孕，让身体得以更好地恢复。如果妈妈在孩子 6 个月前不分日夜地纯母乳喂养，避孕效果可高达 98.3%。

小贴士

如果你没有很快想再次怀孕的计划，那么最好不要尝试"哺乳避孕法"，还是要做好避孕工作！

长期好处

★ 能够降低卵巢癌的发病风险。

★ 能够降低乳腺癌的发病风险，特别是对绝经期前的女性。

★ 能够降低有妊娠期糖尿病病史女性日后患 2 型糖尿病的概率。

有 10% ~ 15% 的妈妈在生完孩子后会患上产后抑郁症。产后抑郁症不仅对妈妈有害，也可能伤害到孩子的健康。尽管还需要进一步的研究证实，但已有一些研究提示，纯母乳喂养和更长的母乳喂养时间可能降低妈妈患产后抑郁症的风险。

母乳喂养的其他好处

　　除了对孩子和母亲的健康好处外，母乳喂养对于整个家庭、社会和环境，也有很大的经济收益。

　　对家庭而言，母乳喂养可以免去了购买配方奶的开销。母乳喂养的开销非常小而且很稳定，主要体现在妈妈的正常饮食上。由于母乳喂养对婴儿和母亲的疾病具有预防作用，也大大降低了家庭医疗费用的支出，同时减少了父母因为孩子生病请假而付出的成本。

　　对社会而言，母乳喂养节约了社会医疗资源，减少了有需要的人看病的等候时间、医护人员的工作负担以及母婴住院时间，增加了社会劳动力，并且在不为孩子患病感到焦虑的情况下，父母能够更有效率地工作。

　　对环境而言，生产配方奶会在地球上留下许多生态足迹，不仅生产本身对水和能源的消耗很大，还有包装、运输、日常清洗奶瓶用去的清洁剂等，带来了数不清的污染可能。生产 1L 的牛奶，大约需要 4000L 的水。在美国，每年生产的配方奶需要使用 8 万多吨的金属和近 40 万吨的纸来包装。与配方奶喂养相比，母乳喂养非常环保，无须包装和灭菌处理，也极少浪费，是天然的"可再生"食物。

最新研究动态

2016 年著名医学杂志《柳叶刀》上发表了两篇关于母乳喂养的综述，其中一篇总结了 20 多年来全球母乳喂养流行病学和生物学方面的研究，发现无论是在贫穷地区还是富裕地区，母乳喂养对儿童和女性都有极大的健康利益。

如果能够让几乎所有的妈妈都母乳喂养，每年能够挽救 823 000 名 5 岁以下儿童的生命，并让 20 000 名妈妈免于因乳腺癌而死亡。母乳喂养还能够降低很多疾病的患病率，提升孩子的学习潜能，并有可能增加他们成年后的收入。

尽管母乳喂养是妈妈的个人选择，但推广母乳喂养，却是关系着整个社会的有重大公共卫生意义的事。

为妈妈和孩子提供更友善的哺乳环境，提高母乳喂养率，需要社会各界的支持，因为母乳喂养不仅关系着某一个母亲或某一个孩子的健康，而且间接地关系到我们每个人的利益。

给新手妈妈的孕期建议

研究发现，在孕期就早早地作出母乳喂养的决定，有利于成功地实现母乳喂养。

新手妈妈在孕期除了需要了解孩子前 6 个月纯母乳喂养和之后持续至少 12 个月母乳喂养的好处外，还需要了解在生产时可能遇到的和哺乳相关的问题，比如和医生讨论适合的生产计划、产后开奶计划。新手妈妈在孕期需要知晓在什么情况下要为孩子提供暂时的配方奶喂养；如果使用了配方奶，应该如何避免孩子发生乳头混淆、如何开启母乳喂养、如何断掉配方奶等。

除此之外，新手妈妈在孕期还需要注意检查自己的乳房是否有以下情况。

★乳头有无伤痕。

★是否有过大的乳房或者乳头，这种情况有时会导致孩子衔乳困难。

★乳头或者乳晕处有无湿疹或者皮炎。

★是否存在乳腺组织非常少或者完全未发育的情况（这种情况非常罕有）。

★乳房是否存在病理问题。

8%～10% 的妈妈会存在至少一边乳头扁平、凹陷或者乳头不突出等问题，对于这些问题，并不推荐在孕期对其进行处理，因为科学证据发现这些处理方式是无效的，反而可能不利于母乳喂养。科研人员针对多种孕期护理乳头的方式进行了评估，包括按摩乳头、抹乳头膏、孕期吸出初乳等，并没有发现任何方式有利于之后的母乳喂养。

由于妈妈的身体原因导致不能哺乳的情况是极为罕见的，因为在很多国家和地区，母乳喂养率接近 100%。但是，有少数研究发现，认为母乳不够导致 25%～35% 的妈妈缩短了纯母乳喂养时间。

给新手妈妈的产前建议

　　母乳喂养并不完全是自然而然的事，并不是母亲或者婴儿本能就会的。新手妈妈在一开始都会遇到很多哺乳的困难，如果妈妈决定要母乳喂养，提前学习母乳喂养的技巧就显得格外重要。

　　在中国的文化里，来自孩子的奶奶或者外婆以及其他女性亲友的支持对妈妈来说非常重要。她们能在哺乳的时候给妈妈提供一对一的最直接的帮助，比如帮忙按摩乳房、示范挤奶或者衔乳等。一开始妈妈可能会感到害羞，但等到将孩子抱在怀里，妈妈常常能够克服心理障碍而接受女性长辈或者亲友的帮助。

　　另外，爸爸的支持也至关重要，很多时候，妈妈都需要爸爸的鼓励，并且在照顾孩子方面，也需要得到爸爸的支持。如果医院有产前哺乳培训的话，建议让孩子的爸爸一起参加。

　　母乳喂养是对婴儿最好的喂养方式，婴儿生来就应该喝母乳。但妈妈出于个人或者家庭的原因，可能会考虑其他喂养方式，比如配方奶喂养、混合喂养、挤奶喂养等。妈妈应该提前确定自己的喂养方式，并做好相关的准备，也应该提前把自己的喂养方式告诉家人，取得他们的支持。

给新手妈妈的产后建议

从生理上来讲，几乎所有女性在生了孩子后都会分泌乳汁，都可以实现母乳喂养。但是，母乳喂养对许多新手妈妈来说都不是一件容易的事，需要大量的学习和练习。

产后住院期间，医护人员会给你提供一些相关的母乳喂养方面的支持和指导。不过，你最好可以提前和医生沟通，了解医院都能够提供哪些母乳喂养的支持，比如你需要剖宫产，术后护士是否会帮助你哺乳，在什么情况下医生或护士会要求你给孩子喂配方奶。你可以提前学习这些知识并确保你和医护人员、家人达成共识。

乳汁的产生和乳腺排空的频率密切相关，也就是说，频繁地让孩子吸奶，有助于乳汁更多地分泌。生产后立即进行亲密的母婴接触有助于泌乳，而经常让婴儿吮吸乳房或按需喂养会帮助维持乳汁的分泌。

妈妈应该在孩子刚出生时就尽快和孩子建立起亲密的联系，比如将孩子的小床放在妈妈的病床旁，让妈妈和孩子能更多、更频繁地接触。推迟母婴见面时间或催促妈妈尽快完成第一次哺乳都不利于成功的母乳喂养。当孩子需要新生儿特殊护理时，妈妈需要额外的帮助来刺激泌乳，并保证产奶量。

如果新手妈妈在哺乳的过程中遇到了一些困难，可以咨询经验丰富的医护人员，相信他们能够为新手妈妈提供有价值的解决方案。

在出院后，新手妈妈可能依然需要有人帮助哺乳，此时可以联系专业的泌乳咨询师、家附近的母乳喂养团体，或者从有过哺乳经历的亲朋好友那里获得帮助。

值得推荐的哺乳装备

哺乳内衣

哺乳并不意味着身材走样，相反，哺乳可能让你的身材更快恢复。怀孕引起的激素变化是导致乳房下垂的罪魁祸首，当然最根本的原因还是地心引力，而不是哺乳。

哺乳妈妈并不需要为了方便而穿宽松背心，哺乳内衣完全可以做到既好穿又好看。哺乳期最好选择没有钢圈且专门为哺乳期设计的承托力好的内衣。哺乳内衣有的是全揭开式的，有的是"窗口式"的（只露出乳头、乳晕让孩子衔乳），还有的是"V"字形下拉式的。"窗口式"的哺乳内衣隐蔽性最好，缺点是内衣容易折叠变形；"V"字形下拉式的哺乳内衣非常方便，适合夜间哺乳。

哺乳期的内衣尺码常常会比孕期大 1~2 个罩杯，下围可能也要大一号，这样穿着才更舒适。新妈妈最好去店里试穿，选择适合自己的哺乳内衣尺码。随着孩子越来越大，特别是添加辅食或者以家庭食物为主后，哺乳内衣的尺码通常会逐渐减小，恢复到孕前尺寸。

哺乳巾

孩子出生后不久，妈妈就需要恢复一些日常活动，如果不想停止母乳喂养，就免不了在外哺乳。孩子可不知道什么是喝奶的正确时机，也不在乎妈妈方不方便，想吃就要吃，特别是小孩子，饿起来更是十万火急要吃奶。针对这种情况，一些专门设计的哺乳巾就可以最大程度地遮住妈妈和孩子的身体，保护隐私。

3个月后，孩子会越来越容易被周围的声音和画面吸引，不专心喝奶，此时使用哺乳巾可以很好地将孩子和周围的环境隔离开，帮助大一些的孩子更专心地吃奶。所以遇到吃奶时容易分神的孩子，也可以考虑在家里使用哺乳巾。

有的时候，大一些的孩子可能会拒绝使用哺乳巾，无论用不用哺乳巾，和孩子在家多练习，都有助于妈妈在外哺乳时更加自信。

吸奶器

用手挤奶是每一个母乳喂养的妈妈需要学习的技能，它可能在很多时候帮助排奶，避免乳腺炎，也可以在孩子不在身边的时候帮助维持奶量。

很多妈妈都发现用电动吸奶器会比用手挤更省力、更有效率。如果你需要背奶，或者其他原因让你需要经常挤奶，一个双边的电动吸奶器会帮助你节约很多时间。两边乳房同时吸奶不但更有效率，还能更好地刺激泌乳，产生更多乳汁。

Part 2
妈妈的乳汁孩子决定

乳汁是怎样产生的

为什么会漏奶

产后会影响开奶的因素

最珍贵的初乳

成熟乳汁的营养

妈妈的乳汁能满足孩子的需要吗

前奶和后奶的差异

哺乳，为什么说要让孩子做主

孩子奶量需求的差异

让孩子来决定你有多少乳汁

乳汁是怎样产生的

受到激素的影响，乳腺小叶会在孕期就变得成熟起来。孕酮、催乳素和人胎盘生乳素对乳腺最后阶段的生长和分化非常重要。

乳汁生成的第一阶段是在孕中期完成的，这时乳房已经可以分泌出很少量的乳汁成分了，比如乳糖。到了孕晚期，高浓度血清孕酮抑制了乳汁的大量生成。

生产后，随着胎盘排出体外，限制泌乳的孕酮水平也大大降低，一些有助于泌乳的激素（催乳素、皮质醇和胰岛素）和降低的孕酮水平一起触发了乳汁的大量分泌。这个过程是在生完孩子 30 ~ 40 小时后完成的，这是乳汁生成的第一阶段。

在产后第 3 ~ 4 天，新手妈妈就开始分泌丰富的乳汁，这时就进入了乳汁生成的第二阶段。第二阶段的泌乳需要乳腺上皮细胞的参与和持续的催乳素水平，以及不断地排出乳汁。

虽然说妈妈的乳腺从孕中晚期开始就已经可以分泌乳汁了，但要到产后 48 ~ 72 小时才会有大量乳汁充盈乳房。所以通常说的开奶，是在生完孩子后的 48 ~ 72 小时。

生产之后到产后第 3 ~ 4 天，新妈妈并不会有乳房充盈的感觉，所有人都是如此，不要因此而怀疑自己没有奶。在这段时间，除非一些非常特殊的情况，开奶前并不需要给孩子喂配方奶。只需要让孩子频繁吮吸初乳，即可刺激妈妈的身体泌乳。开奶后，孩子的需求并不会突然增加，所以妈妈可能会出现胀奶。

为什么会漏奶

　　婴儿的吮吸刺激到妈妈乳头周围的神经末梢后，在几秒钟内就会有催产素从妈妈脑下垂体前叶释放出来。催产素使得乳晕周围的肌上皮细胞收缩，乳汁被挤到输乳管和输乳管窦中，朝乳头方向推送乳汁，这个过程被称为喷乳反射。在母乳喂养初期，妈妈会因为看到婴儿或听到婴儿的哭声而被刺激出现喷乳反射。在一次哺乳（或者挤奶）过程中可能会有好几次催产素释放，所以可能出现几次喷乳反射。

　　妈妈在哺乳时，孩子没有吮吸的那一侧乳房也会出现喷乳反射，所以会有一边喂，一边漏的现象。这不是什么气虚体弱，仅是母乳喂养妈妈的正常生理反射。

　　乳汁的喷射可能会因为压力而减少，所以对于母乳喂养的妈妈而言，保持好情绪是非常重要的。

产后会影响开奶的因素

有一些因素会影响产后开奶，主要包括以下内容。

不太顺利的生产过程

不太顺利的生产过程可能影响新手妈妈体内催产素的释放，而催产素是对乳汁分泌很重要的激素。

剖宫产

剖宫产产妇体内孕酮减少的程度和乳汁成分与自然产产妇相比并没有区别。但是，剖宫产后的纯母乳喂养率和母乳喂养的总时间却低于自然产，原因可能和麻醉情况、医院产后管理、喂养支持有关。

比如，有研究发现许多剖宫产的妈妈在产后更久开始第一次哺乳，而产后 1 小时内哺乳是顺利开奶的关键因素之一。所以，尽可能确保剖宫产的妈妈和顺产的妈妈在产后有一样的母乳喂养支持是非常重要的。

胎盘胎膜残留

如果出现胎盘胎膜残留，妈妈的开奶时间可能会延迟，她们需要额外的母乳喂养支持。

妈妈自身的情况

患有 1 型糖尿病：患有 1 型糖尿病的妈妈开奶可能会较普通妈妈晚 24 小时左右。如果妈妈患有 1 型糖尿病，她们需要更多的鼓励和相关的母乳喂养支持。

超重：超重的妈妈开奶可能延迟，她们母乳喂养的时间也可能会更短。这是由于脂肪组织可能会聚集孕酮，导致超重的妈妈可能会有更高的孕酮水平，因此降低催乳素反应，从而延迟开奶。还有一个理论认为，超重的妈妈在孩子吮吸时受到的机械刺激可能减弱，降低了催乳素的释放。

尽管开奶时可能遇到一些困难，但在耐心的、充分的专业帮助下，绝大多数超重的妈妈都能够成功地实现纯母乳喂养。

最珍贵的初乳

每个妈妈都有初乳，只是很多妈妈不会意识到它的存在。初乳是在孕晚期和孩子出生后头 30～40 小时内分泌的乳汁，呈黄色，非常浓稠，含有高浓度的抗体（尤其是产后 12 小时内的初乳，其抗体浓度最高）。

初乳的成分不同于过渡期的乳汁和成熟母乳，它含有更高的蛋白质、维生素 A、维生素 B_{12} 和较少的脂肪。它还含有乳铁蛋白、免疫球蛋白 A、酶、母源抗体、活细胞（白细胞、中性粒细胞和巨噬细胞），以及许多非致病性细菌。初乳中的非致病性细菌可以在新生儿肠道中减少致病细菌和病毒的繁殖，抵御疾病。初乳中的生长因子还可以帮助孩子快速建立健康的肠道菌群，对抗病原体的入侵。

初乳的量虽然很少，但是营养密度却非常高，可以完美地满足新生儿的需求。新生儿的胃容量其实只有弹珠那么大，健康的新生儿在出生第 1 天的平均需求是每次 2～10ml 初乳，所以初乳虽然量少，但对于绝大多数新生儿而言是足够的。到产后第 3 天（产后 72 小时左右），妈妈会开始分泌成熟乳汁，而每次喂养时孩子的乳汁需求也提高到 30～60ml。

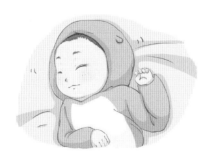

有些躁动

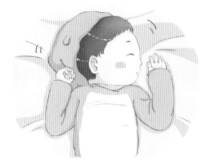

张嘴找

头转来转去
想要觅食

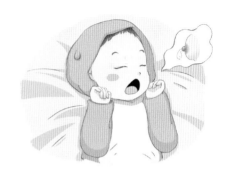

成熟乳汁的营养

乳汁是一种成分非常复杂的分泌物，由几千种物质和细胞成分组成。在所有哺乳动物的乳汁中，人类成熟乳汁的成分处于一个较极端的位置——含有很低的蛋白质、很低的氯化钠以及很高的乳糖和低聚糖。

成熟的乳汁是乳白色的，白色来自乳汁中的脂肪成分，乳汁流速越慢或者脂肪成分含量越高，乳汁就显得越白。同时，乳汁中水分含量非常高，乳汁中的水分完全能够满足孩子 6 个月前的水分需求，所以哪怕是天气炎热，孩子也只需要喝母乳而不需要额外喝水。

经常听到有人将母乳描述为"清淡""很水"，这种带有倾向性的说法很容易误导妈妈，甚至有人会因此而放弃母乳喂养。实际的情况是，母乳中所含的能量和总的固体含量和牛奶几乎是一样的，但却具备牛奶所没有的优点。

妈妈的乳汁能满足孩子的需要吗

妈妈乳汁中富含的营养完全能够满足孩子的需要。在孩子出生后的第 1 周，妈妈的乳汁分泌机制逐渐建立起来，初乳也慢慢转变为成熟乳。

尽管在各个种族间，妈妈乳汁成分的平均水平和分布都非常一致，但是成熟乳汁的成分在人与人之间还是有一些差异，同一个妈妈的乳汁成分也不会一直相同，这取决于妈妈的饮食、每次哺乳的进程和哺乳所处的阶段。

宏量营养素

大量的研究发现，母乳中的宏量营养素，如蛋白质、总脂肪含量、乳糖，在每次哺乳时都会发生变化，也会随着哺乳期的延续而变化，但是在不同的人种之间却非常一致，也几乎不受妈妈营养状况的影响（轻中度节食并不影响母乳中的主要营养）。母乳中的脂肪酸（如DHA）和一些微量元素的含量，特别是可溶于水的维生素含量，和妈妈的饮食有关。

脂肪

母乳的能量在于脂肪、蛋白质、碳水化合物的水平，每 100ml 母乳能够提供的能量在 270～315J（65～75kal），这种能量的差异主要是由于脂肪含量的差异造成的。母乳中脂肪的含量和其他营养素的含量都是动态变化的，但其中总脂肪含量在人与人之间并没有统计学差异，所以妈妈们千万不要以为自己的奶水清淡而营养不足。

母乳中的脂肪给婴儿提供了主要的能量和 ω-3、ω-6 长链多不饱和脂肪酸，还提供了脂溶性维生素 A、D、E、K 以及前列腺素。相较于牛奶中的脂肪，母乳中的脂肪在婴儿的胃肠道中更容易吸收，而且母乳中的脂肪分解酵素亦能促进其吸收效率。

蛋白质

如果母乳喂养的孩子喝的母乳多，妈妈产奶多，母乳中的蛋白质含量会略低一些（这就是母乳喂养的孩子身材匀称，不容易肥胖的原因之一）。早产孩子的妈妈，其乳汁中的蛋白质含量较正常足月产妈妈高，一些免疫成分和矿物质含量也更高，所以说母乳喂养对早产的孩子更加重要。

总结来说，每个妈妈的乳汁中所含的营养都能满足自己孩子的需要。

小舒说
母乳成分分析，靠谱吗

很多妈妈和我说，有些机构会建议新手妈妈进行母乳成分分析，这些机构宣称通过分析母乳成分，可以了解母乳中各种营养素的含量。

事实上，这种检测是毫无意义的，因为母乳的成分在哺喂婴儿的过程中一直在发生着变化，是动态地满足婴儿需要的。母乳成分的检测结果并不能反映母乳的真实营养状况，但却很可能动摇新手妈妈以及家人对于母乳喂养的信心。

新手妈妈要相信，自己的母乳能够满足孩子的营养需求，除非出现了医学上建议添加配方奶或者需要暂停母乳喂养的情况，否则不要轻易放弃母乳喂养。

前奶和后奶的差异

　　顾名思义，前奶是指在一次喂奶的过程中刚开始排出来的乳汁，后奶是指随后排出来的乳汁。在每一次喂奶或者挤奶的过程中，前奶和后奶是没有明确界限的。

　　充盈的乳房里刚刚挤出来的乳汁含有的脂肪较少，原本充盈的乳房排空到大约 40% 后，乳汁中的脂肪含量迅速升高。所以总体上，后奶的脂肪含量高于前奶。但是，在一次喂奶的过程中，排空到最后的乳汁（后奶）中的脂肪含量也有可能比刚开始排出来的乳汁（前奶）中的脂肪含量更低，也就是说，乳汁中的脂肪含量取决于乳房的充盈程度和大小。

　　虽然妈妈每一次喂给孩子的乳汁中含有的脂肪和其他营养成分的量都不同（取决于喂了多少、乳汁的充盈程度等），但在一定的哺乳阶段，比如孩子出生后 2～3 个月内，每天乳汁的平均营养含量是稳定的。

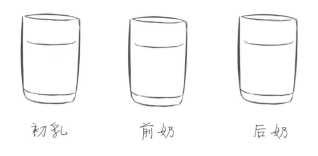

初乳　　前奶　　后奶

初乳呈黄色，非常浓稠；成熟乳中前奶呈清澈的白色或者泛蓝色；后奶随着脂肪成分的增加而变得更白

哺乳，为什么说要让孩子做主

就好像这世界上每一个人都是独一无二的一样，妈妈的乳房也存在着些许的差别。一些妈妈的乳房储奶量可以是另外一些妈妈的 6 倍。所以，有大储奶量的妈妈在喂养频率上可以有更大的灵活性，而小储奶量的妈妈可能会需要更多的喂养频率才能维持同样的奶量。这就好像小杯子和大杯子相比，喝同样多的奶，小杯子需要更多次的续杯。

储奶量小的妈妈需要将喂奶时间更加均匀地分配在 24 小时里，以避免"装不下"，或者"奶量不足"，这也再次说明了按需喂养的重要性，即让孩子根据自己的需求来喝奶，总喝总有，不够就多喝几次。

夜奶的需求在不同的孩子身上会有不一样的体现，不要强求你的孩子和别的孩子一样。妈妈的产奶量会随着孩子的需求而变化，妈妈的身体也会自动和孩子的需求匹配。有的妈妈夜间不哺乳也不会堵奶，有的妈妈夜间则需要孩子的帮助。如果妈妈总是按需喂养，产奶量最终会和孩子的需求达到一致，也就是我们常说的供需平衡。

孩子不仅可以调节妈妈的奶量，实际上也调节着妈妈乳汁营养成分的变化。妈妈的奶就是孩子需要的奶。这也体现了让孩子自己来结束每次喝奶的重要性，让孩子决定何时停止喝奶，而不是严格按照既定的喂养计划几个小时喂一次，或者一次喂多长时间。

孩子奶量需求的差异

除了储奶量的个体差异很大外，每个妈妈乳汁的流速、孩子衔乳的姿势，还有在同一次喂养过程中的乳汁成分也都有比较大的差异。

不要说你的奶清，她的奶浓，每一次喂奶过程中乳汁的成分都发生着变化，但孩子喝到乳汁的成分相加后，不同妈妈乳汁的总脂肪含量几乎是一致的。最均衡的营养来自按需喂养的母乳（也就是说，你的乳汁都被你的孩子喝到了）。

就好像人有正常的高矮胖瘦的差异，孩子的奶量需求也不同。《澳大利亚婴儿喂养指南》中指出，平均而言：

★纯母乳喂养的婴儿在出生后的前 2 个月，每天的平均奶量需求大约为 710g；9～11 个月，每天的平均奶量需求大约为 900g。

★混合喂养的婴儿从出生到 5 个月大时，每天的平均奶量需求为 640～687g；到 9 个月后，下降到每天 436～448g。

总而言之，母乳喂养的孩子会比配方奶喂养的孩子长得更瘦。只要妈妈能够确保自己有充足的奶量，并在孩子 6 个月后合理添加多样化的辅食，长得瘦一些就不是什么危险的事。从长远来看，母乳喂养的孩子不容易肥胖，他们有更健康的体重。

每一对母子都很独特，所以给妈妈的喂养建议应该考虑妈妈和孩子双方的具体情况，而不是武断地告诉妈妈固定的喂奶时间、次数和姿势。

让孩子来决定你有多少乳汁

激素

孩子吮吸乳头时刺激到妈妈乳头和乳晕周围的神经末梢，神经传递信号到大脑，垂体前叶分泌催乳素。催乳素在哺乳前期（孩子出生的头 6 个月）分泌最多，孩子出生 6 个月后妈妈体内的催乳素水平会逐渐降低。不过，一旦母乳喂养顺利建立起来，催乳素的分泌和乳汁的生成便没有太大关系了。

自分泌调节机制

乳汁分泌的频率是和排出的乳汁量相匹配的，也就是说，妈妈乳汁的量是由孩子来调节的。如果在孩子出生的头 3 天内没有以某种形式将乳汁吸出乳房，乳汁的成分变化便不会出现，母乳喂养的成功率就会大大降低。

换句话说，成功的母乳喂养有一个最重要的因素，就是有效地将乳汁从乳房中排出来。乳腺分泌乳汁是一种自分泌调节机制，乳汁被排出，乳腺就会继续分泌乳汁。排出乳汁越频繁，乳腺分泌乳汁就越多。因此，乳汁的多少主要靠孩子的需求量来调节，供需平衡非常重要——产量 = 需求。

母乳的合成率

关于纯母乳喂养妈妈奶量（即 6 个月前的奶量）的研究综述发现，妈妈的母乳产量在不同的国家是相当一致的，平均每天 800ml（平均 820ml，标准差为 110ml）。近期的一个更加精确的研究发现，纯母乳喂养妈妈的奶量为平均每天 798g（每天 478 ~ 1356g）。

至于乳房的大小，和乳汁的产量完全没有关系。小乳房的妈妈也能够产生足够的乳汁喂养孩子。

研究认为，激素影响和调节着母乳潜在的最大产量；乳腺"排出多少就产多少"的自分泌调节机制控制着母乳的真实产量，让妈妈的产奶量满足孩子的胃口；母乳的合成率受乳房排空程度的影响，如果乳房能够很好地排空，母乳的合成率（产奶量）会更高。

Part 3
开始母乳喂养啦

早接触，早吸吮，早开奶

剖宫产的妈妈如何开始母乳喂养

开奶前孩子喝什么

是否需要加配方奶

两种有效的衔乳方式

妈妈乳头扁平或者内陷怎么办

妈妈的乳头很大，孩子衔不住怎么办

妈妈乳头疼痛怎么办

乳头的清洁及护理

如何为困倦的孩子喂母乳

如何应对需要频繁哺喂的孩子

两侧乳房，应该先喂哪一侧

如何判断孩子喝饱了

监测孩子的发育情况

在公共场所哺乳：母乳喂养必经的一道坎

早接触，早吸吮，早开奶

世界卫生组织推荐产后立即开始妈妈和孩子的肌肤接触，并在产后 1 小时内开始母乳喂养。

如果是足月健康的孩子，至少在出生的第 1 个小时，让孩子和妈妈早接触，也就是尽快让孩子和妈妈皮肤贴着皮肤在一起。听着妈妈的心跳，会让孩子很有安全感。

对妈妈来说，产后子宫恢复和乳汁分泌都离不开催产素，恰恰孩子的吸吮和触摸能有效刺激妈妈体内催产素的释放，让孩子早接触、早吸吮，可以让妈妈更早、更顺利地开奶。

在出生后的最初 24 小时，孩子都应该和妈妈待在一个房间。这样妈妈就可以无限制地频繁哺乳，帮助开奶；同时也让妈妈有机会练习喂养孩子的技巧，熟悉孩子的行为模式，与孩子建立起更加亲密的联系。早开奶不仅减少了使用配方奶、葡萄糖水等的机会，从而降低了孩子暴露于致病菌的危险，而且有利于预防妈妈的乳房肿胀，为孩子和妈妈的健康加分。

注意

出生后，即使孩子困倦不醒，也不要影响他和妈妈之间的皮肤接触哦。

剖宫产的妈妈如何开始母乳喂养

很多妈妈也许会问："剖宫产也可以做到早开奶吗？"

当然可以！现在大部分剖宫产采用的是局部麻醉，即使一些情况需要全身麻醉，妈妈在术后也通常可以很快清醒。有一种误解认为剖宫产的妈妈下奶慢。事实上，无论采用哪种分娩方式，都是胎盘的娩出诱发激素改变，进而刺激泌乳。麻醉药的剂量不会对乳汁造成影响，产后输液常用的抗生素和止痛药，虽然会有一些随血液循环进入乳汁中，但孩子出生前几天吃到的乳汁很少，所以能摄入的药物量也是微乎其微的，并不会对孩子的健康产生不利影响。如果因为特殊情况，妈妈在剖宫产后确实使用了不适合哺乳的药物或者接受了不适合哺乳的治疗，在和医生充分沟通的情况下，可以把乳汁先吸出来。

有些剖宫产的妈妈感觉产后"没乳汁"，主要原因是剖宫产的妈妈并没有像顺产的妈妈那样产后立即和孩子待在一起。母婴之间接触减少，孩子的吸吮减少，母乳分泌也就相应减少。但这并不是不可避免的，关键还是要想方设法让孩子尽早频繁吸吮妈妈的乳房。

采用局部麻醉的方式剖宫产的妈妈，包括采用无痛分娩技术顺产的妈妈，产后都可以立即开始哺乳。产后最初的一段时间，麻醉的作用还没有消失，妈妈感受不到手术或者生产伤口的疼痛，这其实是产后开始哺乳的绝佳时机。

采用全身麻醉的方式剖宫产的妈妈，清醒之后也应该尽快让孩子吸奶。由于输液等医学治疗和监护的限制，这时可能需要孩子爸爸或其他人帮助，让孩子可以趴在妈妈的胸前吃奶。如果妈妈能躺成侧卧位，孩子也可以躺在妈妈身体的一侧吃奶。

所有针对顺产妈妈的母乳喂养建议，对于剖宫产妈妈也同样适用。剖宫产妈妈在产后同样可以早接触、早吮吸、早开奶。

唯一需要注意的是，应该温柔地鼓励孩子把腿和身体放在剖宫产妈妈身体的一侧，这样孩子就不会踢到或者躺到妈妈的伤口上。妈妈可以放一个枕头在身旁以支持孩子的腿和脚；也可以放一个枕头在孩子的肩后，让孩子的屁股更加靠近妈妈的身体，以方便哺乳。

开奶前孩子喝什么

喝初乳呀！在孕中后期，乳房就开始筹备初乳了，因为个体的差异，一些妈妈在孕晚期乳房就已经有初乳流出来了，而另外一些妈妈在生下孩子后还很难吸到 / 挤出初乳，但是请放心，所有的妈妈都有初乳。

小舒说

随着胎盘的分娩，产后激素水平会产生变化，通常在产后 72 小时左右乳汁就能大量分泌出来。在此之前，乳房也有初乳供给孩子。想让孩子喝到这些初乳，没有别的好办法，唯有多吮吸。

有奶，要给孩子吸；没有奶，更要给孩子吸。奶是吸出来的，不是等出来的。

最初的泌乳机制是激素水平变化和乳头刺激引起的，而后期的泌乳则主要依靠乳房的自分泌调节机制，即排多少产多少，排得多，产得多。

如果孩子衔乳没有问题，让孩子频繁吮吸是最好的选择。虽然这种方式无法让新手妈妈准确了解孩子喝了多少奶，但这样做是最不浪费初乳的，也最容易达到供需平衡，不容易导致随后的奶水过多和乳腺炎。

如果孩子衔乳有困难，或者孩子在新生儿病房，这时妈妈可以选择用手挤奶，或者使用吸奶器吸奶（医用级别效果最佳，其次是家用的双边电动吸奶器），两种方式都可以帮助妈妈泌乳。

当妈妈想要母乳喂养却苦于没有奶，此时可以频繁地给孩子喂奶，或者喂奶＋挤奶以加强刺激（如果喂奶太痛，可以在喂奶后用手按摩和挤一挤奶）。

如果在最初阶段遇到了哺乳困难，最好可以及时地请一位专业的泌乳咨询师进行面对面指导，面对面指导更容易发现具体问题并给予适合的指导。要知道，在初期发现问题，往往更容易解决。

是否需要加配方奶

开奶前是否可以添加配方奶

相信很多妈妈都听过类似的说法——第一口是配方奶就容易引起牛奶蛋白过敏，但事实上，这种说法并没有任何科学依据（证据是矛盾的，非常不明确），所以妈妈们无须有这样的担忧。尽管纯母乳喂养对孩子的健康最好，但是研究比较的是"纯母乳喂养"这个整体和混合喂养以及纯配方奶喂养，并没有研究证据细致到可以发现一开始加过一两次配方奶和纯母乳喂养的差别。

我们并不确定在开奶前的 48~72 小时，一旦加了配方奶，后来再转换到纯母乳喂养，是好或者不好。如果担忧孩子没有喝到奶，或者担忧孩子低血糖，如果妈妈想要喂些配方奶好好休息……如果妈妈想要加配方奶（虽然大多数时候并不需要添加），那就加，不用有"纯母乳喂养""完美的喂养"之类的心理包袱。

生孩子后前些天的奶少，本来是一个正常的过程，是暂时的，一旦加了配方奶，就容易成为难以纠正的长期状况。原本应该是这样的过程：奶少，孩子就会一直不安、哭闹，就需要妈妈一直哺乳，一直喂着，喂着喂着奶就多了。但是这么一直喂着，对刚生了孩子本来就体力不支的妈妈来说，也的确是一个很大的挑战。

　　最困难的时期就是这 48～72 小时，掌握好衔乳，坚持频繁哺乳，撑过这段时间，后面奶就多了，孩子和妈妈也就能好好休息了。

　　当然，具体情况需要具体看待，如果妈妈乳头太大，孩子在最初很可能没有办法很好地衔乳，这种情况要实现母乳喂养只能先挤奶喂，等孩子长大些；或者生产过程中妈妈体力消耗过大，想要先给孩子加配方奶，给自己一些时间休息和恢复，再考虑追奶；又或者妈妈不介意混合喂养或者配方奶喂养……这都没有问题，仅仅是个人的选择而已。加不加配方奶，很多时候都是适不适合的问题，没有对错。妈妈需要搞清楚自己的状况，权衡利弊后作出决定。

开奶前是否必须添加配方奶

也不是的。一般情况下，正常妈妈的初乳完全可以满足正常足月产孩子的需求，所以在开奶前（大量乳汁分泌出来之前）只需要给孩子喂初乳。

如果母乳喂养不顺利，出现以下情况，可能需要给孩子一点配方奶。

首先，母乳喂养的孩子在出生后第 3 天体重下降 7%～10% 是正常的，配方奶喂养的孩子体重下降 5% 是正常的，无须增加喂养，在孩子出生后 2 周内，体重会恢复到出生时的状态。如果 2 周后孩子还未恢复到出生时的体重，则表明可能存在喂养不足的情况。

同时，看孩子的排便和排尿情况。

排便：孩子在出生后的前些天每天会有一次排便，刚开始是黑乎乎的像沥青一样的胎便，随后大便的颜色慢慢变浅，到了出生后第 4 天，大便颜色开始有些变黄，并开始变稀。

排尿：第 1 天，孩子有 1 次排尿，第 2 天 2 次，第 3 天 3 次，第 4 天 4 次，第 5 天 5 次，之后每天有 6 片以上湿的尿布或者 5 片以上很湿的纸尿裤，则代表奶水充足。孩子在出生后的前 3 天，尿液可能很黄甚至有些呈橘色，这是正常的，如果到第 4 天还这样则提示孩子可能存在喂养不足的情况。第 6 天和之后的尿液都应该是无色或者呈淡黄色。

针对以上信息，可以对孩子进行具体判断，以确定孩子是否存在必须添加配方奶的情况。

　　另外，还要看孩子的衔乳情况，如果衔乳好，频繁吸吮，就能有奶喝。如果衔乳不好（可能有很多原因，孩子的原因，如嘴张不大；妈妈的原因，如乳头过大、内陷；或者是妈妈和孩子缺乏哺乳及吸吮的技巧），奶水就可能不足，妈妈的乳头还可能感到疼痛难忍，这个时候就需要暂时添加配方奶或者挤奶喂。

特别提醒

　　如果孩子出现黄疸，则必须保证充足的喂养，只有这样才有利于排黄疸。此时应该喂母乳或者配方奶，不要喂葡萄糖水或者清水。

肥胖儿、低出生体重儿、早产儿，或者妈妈患有妊娠期糖尿病，存在以上情况的孩子更容易出现低血糖，如母乳喂养进行得不顺利，则需监测孩子的血糖，在必要时给予配方奶或葡萄糖喂养。

　　正常产健康婴儿仅靠初乳通常不会发生低血糖，也不需要为了预防低血糖而刻意添加配方奶。如果实在担心妈妈的初乳无法满足孩子的需要，也可以监测一下孩子的血糖。

　　正常产健康婴儿血糖 < 2.6mmol/L，需要立即喂养（如母乳不足，则需添加配方奶）。可以参考每天每千克体重大约 60ml（每 3 小时每千克体重 7.5ml）的量进行喂养。

　　正常产健康婴儿血糖 < 1.5mmol/L，需要立即进行治疗。

　　如果监测结果提示孩子血糖偏低，喂养情况不佳，就要考虑加入配方奶。妈妈有严重疾病或抑郁导致无法哺乳，也需要听从医生的意见添加配方奶。

两种有效的衔乳方式

正确的衔乳是成功哺乳的关键。很多母乳喂养的困难，如疼痛、长期乳汁过多或奶量不足，都源于错误的衔乳方式。

如果孩子衔乳正确，妈妈的乳头应该深入到孩子的口腔后部——软腭的位置（你可以用舌头感受一下口腔上方的硬腭和软腭的位置），孩子吮吸挤压的部位主要是妈妈的乳晕，而乳头只是乳汁的出口。

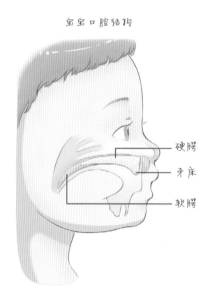

宝宝口腔结构

硬腭

牙床

软腭

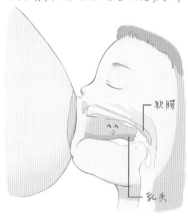

✔ 鼻尖对准乳头，待宝宝嘴张到最大后再衔入，宝宝会含入更多乳晕

软腭

乳头

乳头在宝宝软腭位置，这样妈妈就不会觉得疼

孩子如果衔乳很浅，只吸到乳头的话，不但不能有效地把乳房中的乳汁吸出来（可能导致乳汁过少，也可能导致乳汁过多），还会造成妈妈乳头疼痛甚至受伤。

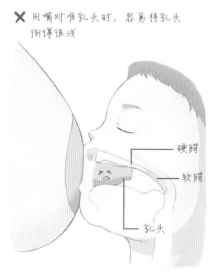

✕ 用嘴对准乳头时，容易将乳头衔得很浅

硬腭

软腭

乳头

乳头在硬腭位置，每次吸吮都会造成乳头压迫，导致乳头疼痛、损伤

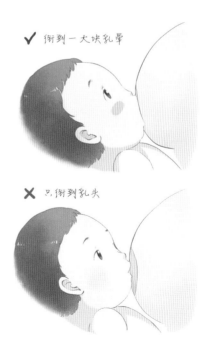

✔ 衔到一大块乳晕

✕ 只衔到乳头

传统的衔乳方式

1. 妈妈找个舒服的姿势坐好，将脚垫至舒适的高度，放杯水在一旁以便自己口渴时饮用。

2. 妈妈把孩子环抱在臂弯里，孩子的头枕着妈妈的臂弯，妈妈被孩子枕着的那只手托着孩子的屁股，另一只手环抱回来，扶住孩子。

注意：妈妈不要用手扶孩子的头，一方面，这样孩子容易张不大嘴；另一方面，这样不利于孩子自己找到舒服的姿势，调整自己的位置。

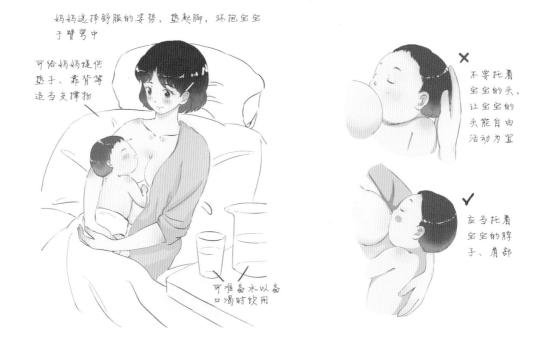

妈妈选择舒服的姿势，垫起脚，环抱宝宝于臂弯中

可给妈妈提供垫子、靠背等适当支撑物

可准备水以备口渴时饮用

✕ 不要托着宝宝的头，让宝宝的头能自由活动为宜

✓ 应当托着宝宝的脖子、肩部

3. 孩子的肚子贴着妈妈的肚子，孩子的鼻尖对着妈妈的乳头。

注意：不是孩子的嘴对着妈妈的乳头。要让孩子的下颌、脸颊去接近妈妈的乳房，而不是把乳房送到孩子嘴边。

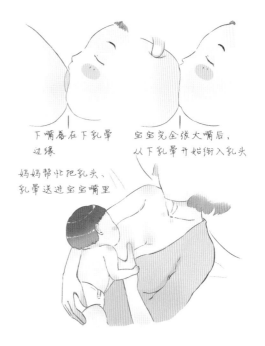

下嘴唇在下乳晕边缘

宝宝完全张大嘴后，从下乳晕开始衔入乳头

妈妈帮忙把乳头、乳晕送进宝宝嘴里

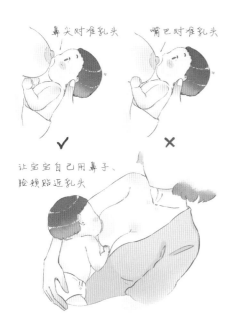

鼻尖对准乳头

嘴巴对准乳头

✓　✗

让宝宝自己用鼻子、脸颊贴近乳头

4. 当孩子张开嘴，由于是鼻尖对着乳头，下嘴唇和下颌应该紧贴着乳头下部的乳房。不要急着让孩子衔乳，等几秒，等他把嘴完全张大，再从下乳晕开始衔入乳头，应该让孩子尽可能地衔入更多的乳晕。

妈妈这时可以用孩子没有枕住的那只手帮忙，把乳头和上乳晕送进孩子嘴里，同时搂紧孩子，帮助孩子衔到更多乳晕，并将乳头衔得更深。

让孩子做主的衔乳方式

让孩子随着天性自己去找乳头，自己衔乳，而妈妈的主要任务是支持和鼓励孩子。这种方式有利于新手妈妈找到孩子最喜欢的、最舒服的姿势。

1. 在孩子清醒且心情好的时候开始尝试让孩子做主的衔乳方式，孩子哭闹的时候很难完成好。

2. 把孩子的衣服脱掉。别担心，在妈妈的怀里孩子是不会冷的。

3. 把妈妈的衣服和内衣脱掉，如果觉得冷，妈妈可以把衣服披在肩上。

4. 妈妈微微向后仰着坐，为了舒适，可以在妈妈的背后加一个靠枕。

5. 妈妈用手托着孩子的小屁股；孩子与妈妈皮肤贴着皮肤，趴在妈妈的胸口。

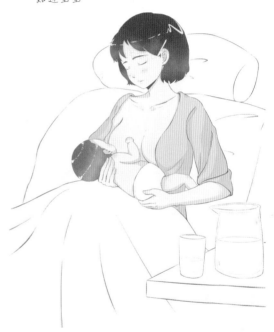

妈妈用身体进一步贴近宝宝

6. 妈妈在整个过程中都要轻轻地托着孩子的屁股并护住他的脖子和肩膀。不要用手托着孩子的头，以便让孩子的头可以自由地移动，方便孩子调整头后仰的角度来衔乳。

7. 大多数孩子生来就会找乳房，哪怕是早产儿也是一样的。孩子会用下颌、脸颊沿着妈妈的皮肤挪动，去找乳头。当孩子的下颌或者脸颊挨着乳房，他就会自己找到乳头并衔住。

8. 不要心急，给孩子点时间，让他自己摸索，自己衔乳。

9. 当孩子自己衔好乳，他的背是直的，身体贴着妈妈的身体，妈妈和孩子都会感到十分舒适，这是最重要的。

重点提示

1. 正确的哺乳姿势和衔乳是母乳喂养成功的关键，一开始一定是孩子先张大嘴，下嘴唇在下乳晕部位。

2. 洗干净双手再喂奶：照顾新生儿要特别注意卫生，妈妈一定要记得仔细用肥皂洗干净双手（搓泡泡 20 秒）再给孩子喂奶。

孩子没有衔好乳晕，如何将之分开

　　如果孩子衔乳不好，造成妈妈的疼痛，妈妈可以用干净的手指伸入孩子嘴角，放到孩子上下两排牙龈间，这时孩子就会松开乳头。和孩子说说话，安抚他一下，再重新开始衔乳的过程。

　　一开始的时候，妈妈和孩子可能在每次哺乳时都要尝试很多次才能很好地衔乳。多一点耐心和练习，你们都会变得越来越熟练。

妈妈乳头扁平或者内陷怎么办

乳头扁平或内陷的妈妈也可以顺利地母乳喂养，但在刚开始时可能会遇到孩子衔乳困难的情况。不过，乳头扁平或者内陷对母乳喂养并不是真正的问题，因为孩子在吸奶时，真正吮吸的是妈妈的乳晕，而不是乳头。只要孩子能够张大嘴，衔住乳晕，无论乳头是正常、扁平还是内陷，乳汁一样可以被吮吸出来，久而久之，妈妈的乳头也会被孩子吮吸出来，乳头扁平、内陷的问题也会被纠正。

乳头内陷的妈妈可以从孕晚期开始，买一个适合自己的乳头保护罩，每天佩戴，它或许可以帮助妈妈把乳头拉伸出来一些。如果妈妈使用乳头保护罩，一定要确保乳头保护罩的型号适合自己。

在孩子出生后，一些乳头内陷的妈妈会考虑使用乳头保护罩来帮助哺乳，但是要非常小心，因为带上乳头保护罩可能会减少孩子吸吮对乳头的刺激，影响泌乳。如果妈妈认为乳头保护罩对练习哺乳有帮助，可以短期使用，但是仍然鼓励妈妈通过让孩子正确地衔乳来解决乳头内陷的问题。

妈妈的乳头很大，孩子衔不住怎么办

　　每个女性的身体都是不同的，一些妈妈会有非常大的乳头，甚至大到孩子的小嘴装不下，这的确会导致母乳喂养出现困难。如果妈妈坚持让孩子衔乳的话，可以导致乳头疼痛甚至受伤。

　　遇到这样的问题，妈妈可以先挤奶喂养，耐心地等待孩子大一些，能够将嘴张得更大，能够深深地将乳头衔入口腔后部为止。

　　因为处在孩子还小而母乳喂养刚开始的开奶阶段，乳头很大的妈妈可能需要更加频繁地挤奶或者吸奶（每24小时6~8次甚至更多，包括夜间）以刺激乳汁分泌。

　　妈妈可以通过小杯子或者哺乳辅助系统来喂母乳，这样做可以尽可能避免孩子出现乳头混淆。用不了多久，等到孩子长大一些，就能够将妈妈的乳晕衔住，顺利地进行母乳喂养了。

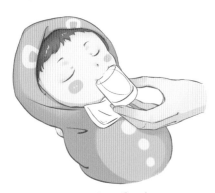

用杯子喂母乳

妈妈乳头疼痛怎么办

如果妈妈乳头受伤了，可以在喂奶前按摩一下乳房，刺激乳汁分泌，让孩子可以尽快喝到奶。

妈妈在喂奶时用手挤压乳房，可以让乳汁流速更快，孩子更快喝完。喂完奶后，挤出一些乳汁涂抹在乳头受伤的部位，并让它自然晾干，再穿上衣服。

如果疼痛还能忍受，尽量还是让孩子吸奶，妈妈和孩子都需要练习来掌握母乳喂养的技巧，这样也可以避免乳腺炎。如果疼痛实在无法忍受，妈妈可以暂时将乳汁挤出来，以避免胀奶，直到伤口好起来再亲喂。

妈妈和孩子都必须要学会正确的衔乳方法，只有这样才能从根本上解决乳头疼痛和受伤的问题。

乳头的清洁及护理

乳头的清洁

在哺乳或者挤奶前后，妈妈都不需要专门清洗乳头，这样做只会让乳头变得干燥、敏感。母乳中含有很多抗体，能够抑制多种细菌的滋生，可以为乳头和孩子的健康提供天然的保护，而且在乳头上留下一点点细菌也没有关系。平时妈妈只需要在洗澡时温柔地冲洗一下乳头就好了，不需要更多额外的清洗。

乳头的护理

妈妈和孩子在练习衔乳时，很容易导致妈妈乳头疼痛或受伤。最容易导致乳头疼痛的原因是不正确的衔乳和哺乳姿势。《澳大利亚婴儿喂养指南》和澳大利亚母乳喂养协会建议采用如下方法护理妈妈的乳头。

1. 避免使用洗发剂和肥皂清洗乳头。
2. 哺乳后乳头最好能够自然晾干。
3. 如果使用防溢乳垫，一旦防溢乳垫潮湿，应该勤换。
4. 避免使用药膏、乳头膏、喷雾、药酒和粉剂。尽管一些乳头膏生产厂家宣称其成分对孩子无害，可是孩子 6 个月前只应喝母乳或配方奶，乳头膏的成分也可能引起孩子的不适。

如果乳头受伤，建议妈妈喂完奶后挤一点乳汁出来涂抹在乳头上，母乳脂肪含量高，滋润皮肤，又含有抑菌成分，对乳头有很好的保护效果。

如何为困倦的孩子喂母乳

一些刚出生的孩子在一阵精神后，会在随后的 24 小时甚至更久的时间内非常困倦。这可能和生产经历有关，孩子折腾了那么久，肯定会比较疲倦。面对困倦的孩子，妈妈可以轻轻捏捏孩子的小脚，弄醒孩子来喂奶。

如果孩子正在哭闹，妈妈要先安抚孩子，等待孩子平静下来后再开始让他衔乳。

如果孩子吸着吸着就困了，不能够吸完两侧乳房或者一侧还没有吸空就不吸了，这时候可以将孩子的衣服脱掉，只穿尿片，再让孩子衔乳。

如果孩子实在是对吃奶不感兴趣，妈妈可以把初乳挤出来，用杯子或者手指加一根接到瓶子里的细管子喂给孩子。在这里之所以提倡用杯子或者细管而不提倡用奶瓶，是因为如果太早让孩子接触奶瓶，特别是在母乳喂养之前先让孩子接触奶瓶、奶嘴，会影响到正常母乳喂养的建立。

如何应对需要频繁哺喂的孩子

有的孩子可能会有一阵子希望非常频繁地哺喂，特别是在最初几天的夜里。对于这种情况，妈妈不要焦虑，这很正常，而且频繁地哺喂、吮吸刺激可以帮助妈妈更好地泌乳。

母乳喂养的妈妈非常辛苦，在白天，妈妈应该尽可能多休息，能多睡一会儿就多睡一会儿，这样才有精力应对孩子夜里频繁的哺乳要求。家人应该理解妈妈的辛苦，将探访的亲戚朋友对妈妈和孩子休息的影响尽量降到最低。

两侧乳房，应该先喂哪一侧

母乳喂养的孩子，每 24 小时需要喂 8 ~ 12 次，或者更多。刚开始哺乳，为了使两侧乳房能够获得同样的刺激，产奶量相当，每次喂奶时都要让孩子吸两侧。但是先吸的那一侧必定会获得更强有力的吮吸、更好的刺激泌乳，所以下一次喂奶的时候，建议妈妈先给上次哺乳结束时喂的那一侧乳房。比如这次是先左后右，下次就先右后左。如果孩子喜欢吸一侧而拒绝另一侧，可以尝试让孩子不换方向，妈妈以同样的姿势平移到孩子的另一边，继续让孩子吸吮。

如何判断孩子喝饱了

纯母乳喂养的孩子在出生后的 3 天左右，每天有 1~2 片尿湿的尿片，并且在头几天里，每 24 小时内至少有一次排便，就说明孩子喝够了。

在开奶后，下列表现能够证明孩子喝饱了。

★孩子被全母乳喂养（除了母乳以外，没有给别的食物或液体），在 24 小时内能有 6 次以上排尿（6 片以上湿的尿布，或者 5 片以上比较重的纸尿裤）。

★尿液清澈、色浅。

★头 4~6 周，孩子每天至少大便 2~3 次。

★孩子精神而机敏，眼睛和嘴唇湿润。

★在某些次哺喂间期，孩子表现出某种程度的满足。

★头 3 个月，孩子平均每周增加约 150g 以上的体重。

监测孩子的发育情况

要确保孩子的健康，妈妈需要留心孩子的发育情况。观察孩子的行为，记录喂养和排泄情况。健康的孩子在醒着的时候应该是机敏的，孩子的眼睛应该是明亮的，皮肤应该是充满弹性的。

孩子的行为

总体上，孩子会在喝奶后表现出满足，但一天中的某段时间新生儿可能会一直哭闹，一直表现出想要喝奶的样子。这时频繁地哺乳，去满足孩子的需求，能够帮助妈妈产生充足的乳汁。注意，孩子在某段时间内一直想要喝奶并不说明妈妈奶水不足，产奶是 24 小时持续的。

喂养的规律

有的妈妈会希望孩子每 3 小时或者每 4 小时喝一次奶，希望建立这样一个规律。但这对小孩子来说是不现实的，应该是他们饿了就喂，有需求就满足他们。实际上到了三四个月后，孩子自然而然地会慢慢形成自己的喂养规律，不过仍然会有突发情况让他们想要喝奶。孩子每次喝奶的时间也会不一样，在最初母乳喂养的时候，新生儿可能要吸 1 小时！如果孩子总是吸很久，有可能是因为衔乳有问题，孩子并未能有效地吮吸到乳汁。

排尿情况

在妈妈下奶前，新生儿不会有太多的尿液。前 3 天（出生后 72 小时）的尿液可能很黄或者呈橘色。随着妈妈下奶，孩子的排尿会越来越多，大约 5 天后，每 24 小时有 5 片以上湿的纸尿裤。如果孩子的尿液到第 4 天或之后闻上去仍然有很重的气味，呈深黄色，就提示可能存在脱水、喂养不足，此时需要评估母乳喂养的频率，并考虑加配方奶。

排便情况

孩子出生后的前几次大便是有点绿，又有点黑乎乎的样子；出生 24～48 小时后，胎便开始发生变化，颜色呈现出些许的褐色，这是一个正常的过渡时期的状态；大约在孩子出生后的第 3 天或者第 4 天，典型的母乳喂养孩子的大便应该是稀的，呈深黄色，偶尔也会呈绿色或者橘色。这些变化在健康发育的孩子身上都是正常的。

通常来说，母乳喂养的孩子一天内多次排便或者大便偏稀都是正常的，大便的次数通常会在第 6 周到第 3 个月之间慢慢减少。到后来，可能几天或者更长时间不大便，这也是很常见和正常的。如果是纯母乳喂养，没有给孩子喂任何其他的液体或者食物，那么几天不大便也没有任何需要担心的。

当孩子出现腹泻，通常是接受了非母乳的其他液体或者食物。如果孩子频繁地拉水样便，可能出现脱水。如果孩子出现腹泻症状，应该继续母乳喂养，并且补充适合孩子月龄的电解质溶液。

小舒说

妈妈要注意留心孩子断奶期间可能的大便变化。当替换掉母乳的时候，孩子可能出现一些不适，要考虑这是不是因为孩子对新的奶源或者新的食物过敏或不耐受所致。

新生儿的体重增长

正常足月产孩子的体重在 2.5 ~ 4kg 是正常的，男孩子出生时的平均体重会比女孩子多100g 左右。

新生儿能适应很少的初乳，出生头 3 天排出胎便和水分，体重减轻在 10% 以内都是正常的（配方奶喂养的话，体重减轻在 5% 以内是正常的），无须担心。

出生后的 4 ~ 6 天时（下奶后）婴儿体重开始增长，到 2 周时应该能够恢复到出生时的体重。如采孩子看上去是满足的、健康的，不用担心微小的体重波动，因为这可能是由于排便、排尿和喂奶导致的变化，而且用不同的测量仪器也可能出现测量值的差异。但是，如果孩子连续几天体重下降就要查找一下原因了，可能需要评估喂养的频率，考虑添加配方奶。

总体上，出生到 3 个月，孩子平均每周增重 150 ~ 200g；3 ~ 6 个月，平均每周增重 100 ~ 150g；6 ~ 12 个月，平均每周增重 70 ~ 90g。

增重应以 4 周平均水平来看，而不要过分纠结于一周内婴儿的体重增长。

参考生长曲线

正常孩子的生长曲线都会是差不多的趋势，但是每个孩子都有一条自己的曲线。只要孩子的生长状况在参考曲线的正常范围内，且稳定地符合生长规律增长（没有大起大落），就是正常的。

孩子的身高、体重、头围等测量数据可以应用到生长曲线图中。目前应用比较广泛的是世界卫生组织的生长曲线图。在世界卫生组织的生长曲线图中，有五条曲线。中间那条曲线（标记为 0）为中间值，或平均值，有的地方把它称为标准值。但是大家一定要注意，这个"标准值"是统计学意义上的标准值，并不是要达到中间那条线，孩子的发育才算"达标"。正常范围是正负两个标准差之间，而非中线。

组成中间那条线的值也称为第 50 百分位，它的含义是所有孩子中有 50% 超过这个中间值，还有 50% 在中间值以下。通常，大多数健康孩子处于中间值曲线附近，要么稍高一点，要么稍低一点。每个孩子都可以通过测量值绘制出一条自己的发育曲线，一个生长健康的孩子，其生长曲线往往和中间值曲线基本平行。

小舒说

生长曲线是选取正常的、健康的孩子的数据绘制的。你孩子的数据无论是处于 3th，还是处于 97th，都可能是正常发育的、健康的。即 100 个健康的孩子按身高和体重排序，一定有排第一的和排第一百的，虽然我们都希望孩子排在前面，但这是不可能的，人与人之间的差异决定了"你是你"，我们应该为孩子的独特感到高兴。

生长曲线的意义在于，当孩子的发育处于人群中特别低或者特别高的水平时，要引起父母或医务工作者的重视，需要评估一下孩子是否有潜在的疾病或者喂养问题，并给予及时的干预。

但这并不是说在曲线中处于特别低或者特别高水平的孩子就一定不正常。用"达标"来评估孩子的发育水平是非常不科学的，是对生长曲线的错误理解、不当应用。

在公共场所哺乳：母乳喂养必经的一道坎

刚开始当妈妈的时候，总是很忙乱，很多问题需要考虑，比如如何在外哺乳。即使做了很多心理和实际的准备，真发生的时候，状况可能还是和你想的不一样。饿了的孩子才不管在什么地方呢，正是因为要把孩子的需求放在首位，让很多妈妈需要随时随地哺乳。

为了更好地应对在外哺乳，妈妈和孩子可以多在家练习，这会让妈妈更加自信，避免出门时的手忙脚乱，也更容易让妈妈对母乳喂养有把握，进而完美驾驭在公共场所哺乳这件事。

如果考虑到外出可能会有哺乳的情况，妈妈出门的时候应该想好要穿什么衣服。领口可以下拉的低胸裙子、前开扣的裙子或衣服、带拉链的衣服等都非常方便哺乳。天冷的时候，皮肤露在外面会很冷，妈妈会觉得不舒服，这时候开襟羊毛衫、大围巾就非常有用。

在外哺乳，妈妈可以在安静的角落里找一个长椅，远离人群。当然，哺乳妈妈完全没必要躲起来，母乳喂养实际上可以是一段妈妈和孩子放松的时间，在这段时间内，妈妈应该专注在自己、孩子和哺乳这件事上。

其实越来越多的人开始视母乳喂养为美好且珍贵的画面。尽管你可能觉得有人在看着你，但是也不用一下子就觉得这是在冒犯你。很多长辈视母乳喂养为一件幸福的事，看到这样的画面可能会让他们回忆起自己哺乳的美好时光，从来没有看到过哺乳的小朋友也可能会被这个画面所吸引。所以，你不要奇怪有人会看你。对他们回以一个自信的微笑和"我的孩子在吃奶"，可以很好地填补尴尬的空白。

　　哺乳是母婴的正当权利，公众应尊重母亲和婴儿。不要盯着别人看也是一种礼貌。

　　最后，希望妈妈们在决定要母乳喂养时，能够做好应该做的准备，保护好自己的隐私。但更希望有一天，哺乳不再是神圣和了不起的事，也不再会引起任何关注，它应该成为一件稀松平常得就如满街都是各种长度的裙子一样的寻常事。

Part 4
新生儿黄疸，
需要暂停母乳喂养吗

我的两个孩子都有新生儿黄疸（而且是持续时间很长的母乳性黄疸），出院前都照了蓝光。每次在网络上分享这件事时，看到很多"多喝水""多晒太阳"的评论，还有不少妈妈说出现这样的情况时，很多医生会让妈妈暂停母乳喂养。有的医生让停母乳，是为了判断孩子得的是母乳性黄疸还是病理性黄疸，有的医生让停母乳，是为了治疗黄疸。
新生儿黄疸到底应该怎么处理呢？

什么是新生儿黄疸

如何预防新生儿黄疸

新生儿黄疸的分类

这些因素更容易让孩子出现新生儿黄疸

新生儿黄疸的诊断

新生儿黄疸的治疗

母乳性黄疸需要停母乳吗

什么是新生儿黄疸

新生儿黄疸在新生儿中非常普遍（50%～70%），通常出现在新生儿出生 2～3 天后。新生儿黄疸会造成孩子皮肤和眼白变黄，在病理情况下还可能出现很深色的小便和浅白色的大便。新生儿黄疸大多数时候都是无害的，通常不需要治疗，会自己消失。

造成新生儿黄疸的原因是血液中胆红素过多。孩子在妈妈肚子里的时候，需要大量血细胞来传输氧气，那时是由胎盘来代谢处理掉老旧的血细胞，其中的红细胞被破坏后产生一种产物，叫作胆红素。当孩子出生后，胆红素由孩子的肝脏来处理，然后随粪便排出体外。在出生的头几天里，婴儿的肝脏功能还不够完善，所以在血液中往往会有胆红素累积，造成孩子的皮肤及眼白出现黄色。

如何预防新生儿黄疸

其实没有什么办法一定能避免孩子患上新生儿黄疸，但是多喝奶可以预防孩子患上严重的黄疸，让黄疸的程度处于不用治疗的水平。

道理很简单，多喝奶才能多排便，才能排出过多的胆红素。如果是母乳喂养，至少在出生后的头一周，妈妈需要每天至少喂 8～12 次，每次喂很久。如果是配方奶喂养，每天需要喂 6～10 次。

研究发现，纯母乳喂养的孩子如果每天喂养次数少于 8 次，会大大提高孩子患黄疸的概率（25.4% vs 5.7%），总胆红素水平也显著高于那些每天喂养 8 次以上的孩子。

新生儿黄疸的分类

根据原因不同，新生儿黄疸可以分为生理性黄疸和病理性黄疸。

生理性黄疸

生理性黄疸就是大多数孩子所患的黄疸。就是说孩子的器官发育一切正常，也没有感染疾病，在完全健康的情况下，仅仅是因为肝脏一时半会儿没有能够适应过大的工作量，导致血液中胆红素略高，造成皮肤、眼白黄染。通常在两周内孩子就会白回来了。

生理性黄疸包括两个特殊的类型——母乳性黄疸（母乳喂养造成的）和饥饿性黄疸（母乳喂养不足造成的），这两种情况都是生理性黄疸的延续。

母乳性黄疸：母乳性黄疸（发生率不到 3%）是生理性黄疸消退后还仍然持续的黄疸。孩子的胆红素会在 14 天后再次升高，黄疸可能持续 3～12 周。如果此时母乳喂养很顺利，孩子喝足了母乳，黄疸还是降不下来，那么孩子有可能是母乳性黄疸。

母乳性黄疸具有家族遗传性，但原因尚不明确，怀疑是母乳中的物质阻碍了肝脏对胆红素的清除。孩子有母乳性黄疸，并不是说妈妈的母乳有问题，需要停止母乳喂养。该喂母乳就继续喂母乳，孩子的胆红素水平还是会慢慢下降的。胆红素水平在可接受的正常范围，且黄疸不严重的情况下，孩子的黄疸虽然会持续更久，但是不会造成任何健康问题，仅仅是生理性黄疸的延续，需要做的是继续保证充足喂养。

饥饿性黄疸：饥饿性黄疸是指当孩子没有获得极佳的能量摄入，可能导致血清中的非结合胆红素水平升高。饥饿性黄疸并不一定是真正的饥饿导致的，很多时候如果吃的不够多、排便太少，就不能有效地排出胆红素，进而会导致生理性黄疸变得严重一些。

饥饿性黄疸通常发生在母乳喂养的孩子身上，特别是出生后第 1 周，母乳喂养还没有很好地建立起来，孩子没有喝够奶的阶段。在治疗方面，由于喂养不足造成的黄疸，当然是要增加喂养，严重时也要接受蓝光治疗。

病理性黄疸

病理性黄疸是指孩子患有疾病或者存在某些健康问题，比如胆管闭锁、和妈妈 RH 血型不合、内出血、病毒 / 细菌感染等。病理性黄疸通常都是比较严重的，除了需要针对严重的黄疸进行光照治疗外，甚至需要换血治疗来避免黄疸对听力或者大脑的损害。当然，还需要针对导致严重黄疸的疾病进行必要的治疗。

核黄疸和慢性胆红素脑病：当血液中的非结合胆红素达到一定水平，突破了血脑屏障，进入基底神经节和小脑，就会出现核黄疸和慢性胆红素脑病。这种病理学变化是永久性的，包括神经功能缺损、神经认知和运动功能障碍。

小舒说

　　一些医生让妈妈通过停止母乳喂养的方式来判断孩子患的是母乳性黄疸还是病理性黄疸。事实上，这种做法并不能有效地判断是否是母乳性黄疸，并且母乳性黄疸也并不需要停母乳，多喂母乳还是首要的退黄方法。病理性黄疸也并非一定要通过"喂饱配方奶，但胆红素仍然很高"这个步骤来诊断。

这些因素更容易让孩子出现新生儿黄疸

38 周前出生的孩子

38 周前出生的孩子由于肝脏发育的问题，可能不能像 38 周后出生的孩子那样迅速地清除血液中的胆红素。同时 38 周前出生的孩子也可能喝奶更少、肠蠕动更少，导致过多的胆红素不能通过大便排出体外。

出生时有出血的孩子

如果孩子在出生时造成了淤血，就会有更多血细胞需要清除，会产生更多的胆红素。

和妈妈血型不合

如果妈妈的血型和孩子的血型不同，孩子可能会通过胎盘获得抗体，导致血细胞更快分解，也就是说有更多的胆红素需要清除。

母乳喂养

母乳喂养的孩子，特别是母乳喂养不顺利、奶量不足的孩子更容易有新生儿黄疸。缺水和低能量摄入会触发新生儿黄疸。但是由于母乳喂养的种种好处，仍然建议母乳喂养，同时建议频繁哺乳（每天 8～12 次或更多），以确保妈妈分泌充足的乳汁，孩子喝到足够的母乳。

新生儿黄疸的诊断

验血可以检测胆红素水平。一些医院还会用一种仪器放在婴儿皮肤上，作为一种筛查手段，确定是否需要验血。

如果婴儿在出生 24 小时内出现黄疸，或者在出生 2 周后黄疸仍未消退，要判断孩子是否是病理性黄疸。为判断黄疸是否是由肝脏疾病引起的，也需要验血并测试肝功能，以及总胆红素水平和结合胆红素水平。

如果出现以下情况，需要进行血液学检测。

★ 存在诸如早产等风险因素。

★ 婴儿在出生第一天即出现黄疸。

★ 黄疸面积扩大。

★ 黄疸持续超过 2 周。

黄疸长时间不消退，如果是母乳性黄疸，在排除由肝脏疾病引起的情况下，则不用担心，检测和控制好胆红素水平不过高即可。如果黄疸持续（超过 2 周）不消退，一定要看医生。肝脏疾病的一个征兆是婴儿的大便颜色非常淡，而不是深黄色、深绿色或深棕色。检查是否有肝脏疾病的最佳方法是通过验血检测胆红素水平（同时测定总胆红素和结合胆红素水平）。

小舒说

　　由肝脏疾病引起的黄疸需要及时检查，以便开始适当治疗。患有肝脏疾病的孩子在早期看不出有什么问题，所以一定要注意婴儿大便的颜色。如果颜色非常淡，婴儿必须验血，检测总胆红素和结合胆红素水平。如果数值升高，婴儿需要尽快转去儿童肠胃专科医生处就诊。引起婴儿黄疸最常见的肝脏疾病之一是胆道闭锁。

新生儿黄疸的治疗

对于大多数婴儿来说，黄疸是无害的，只需要确保喂养充足即可。血液中未经处理的胆红素水平如果非常高，可能会造成听力问题和脑损伤。所以如果孩子出现黄疸，要注意确保胆红素水平不会过高。如果过高，就需要治疗。

新生儿黄疸的治疗主要依据病因进行选择，但总的原则包括以下几点。

★ 确保充足喂养。

★ 严重时接受蓝光治疗。

★ 更严重时接受换血治疗。

★ 有疾病的话可能需要同时治疗引起或者加重黄疸的疾病。

如果有证据显示孩子患有肝病（大便颜色淡、小便颜色深、结合胆红素水平高、肝功能检测异常），那么必须立即将孩子转诊去儿童肠胃科，请专科医生处理。

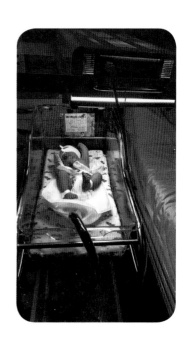

蓝光治疗

如果孩子血液中的胆红素水平过高，就需要进行蓝光治疗。皮肤会吸收蓝光，改变胆红素，让身体更容易清除它们。尽管阳光中也有蓝光波段，但是晒太阳不能有效地去黄疸，而且在能够有效退黄疸前，孩子很可能早被晒伤了。

照射蓝光几乎没有任何副作用，是非常安全的。只需要确保孩子在照射蓝光期间喂养充足即可。如果母乳喂养的孩子，应该至少每2~3小时喂一次奶。如果妈妈不在身边，或者在身边但无法确保孩子喝到足够的奶，可以采取挤奶瓶喂的方式。配方奶喂养的话，当然就是给够配方奶啦。蓝光治疗唯一的缺点就是会造成母婴分离，让妈妈感到焦虑、难过。

照蓝光时要给孩子戴上眼罩，保护眼睛。在黄疸不严重，没有达到治疗水平时，医生可能会选择使用蓝光毯。孩子躺在蓝光毯上，上面照着蓝光灯。如果需要，可以给孩子盖上褴褛。

换血疗法

如果黄疸已经非常严重了，那么可能需要采用换血疗法，用新鲜的血液置换掉孩子体内含有过高胆红素的血液。如果孩子血液中的RH因子与妈妈的不合，也需要进行换血治疗。

除了蓝光和换血治疗外，各种"花式"退黄方法都不推荐！

不推荐给孩子喝水或者葡萄糖水退黄：给孩子喝水或者葡萄糖水只可能会让黄疸加重，因为这样做会影响孩子对母乳或者配方奶的摄入，也会减缓胆红素水平的下降。

不推荐停止母乳喂养退黄：停止母乳喂养可能会让黄疸的情况变得更糟糕，会阻碍妈妈为了给孩子最好的营养而做出的努力。频繁地、有效地喂母乳是最好的减轻黄疸的方法。

不推荐给孩子晒太阳退黄：晒太阳虽然可能会减轻黄疸水平，但是新生儿皮肤娇嫩，很容易晒伤，所以不建议采用晒太阳的方法退黄。如果要让孩子接触日光，那一定不要直晒，当然如果这样做对孩子的黄疸水平也就没什么效果了。

最后，不要给孩子吃中药退黄，这样做太冒险了。照射蓝光既安全又有效，家长可以完全放心。

母乳性黄疸需要停母乳吗

不需要！尽管可以这么做，但不是必须要停止母乳喂养。

预防和治疗黄疸，无论是哪种类型的黄疸，很重要的一点就是充足的喂养，喂母乳或者配方奶。

母乳喂养的孩子，尤其是 38 周前出生的孩子，更容易得黄疸。有黄疸的孩子需要充足地喂养，但如果是亲喂，妈妈根本不知道孩子喝了多少，尤其是刚开奶的时候，妈妈对奶量还没有把握。

如果孩子体重增长很好，就说明喂养充足，黄疸也就不那么让人担心了。母乳喂养的孩子如果得了母乳性黄疸，且妈妈对奶量没有把握，建议采用挤奶瓶喂养的方式对母乳喂养进行补充，以确保孩子喝到足够的奶。

我的第一个孩子出生后因为遇到了哺乳的困难，前三天体重下降超过了 10%（10.5%），她在前三周就是采用挤奶补充喂养的，这样确保她喝到了足够的奶。当然，挤奶来加量并不是必需的，比如到了后期，我就不需要再加了。

喂养量可以参考以下数据。

1～4 天：每天 30～60ml/kg。

5 天至 3 个月：每天 150ml/kg。

3～6 个月：每天 120ml/kg。

在不额外采用挤奶瓶喂养的情况下，妈妈至少要增加母乳喂养的次数至每天 8～12 次，即每 2～3 小时喂一次。

小舒说

如果母乳喂养的孩子需要接受蓝光治疗，美国儿科学会建议尽可能地坚持母乳喂养。当然，暂停母乳喂养是可以的，但并非必须。如果孩子似乎喂养不足，那么可以挤出母乳来喂，或者加配方奶喂养。

美国孕产学会建议，在极少数情况下，可以建议暂停母乳喂养 24 小时，给孩子喝配方奶，并结合蓝光治疗，随后恢复母乳喂养。

Part 5
奶量不足的处理方式

妈妈们经常担心自己奶量不足，证据显示
25%～35%的妈妈决定断奶或者加配方奶的原
因是奶量不足。但是除了极其罕见的妈妈存在
某些疾病的情况外，几乎没有证据显示妈妈的
产奶会不足。

妈妈的奶量是有可能不足的，但是那其实是哺
乳的技术问题，而不是妈妈自身"产能"不足。

可能导致奶量不足的原因

这些情况能代表奶量不足吗

确保奶量充足的措施

针对奶量不足的专业哺乳指导和泌乳策略

在奶量充足前怎么喂养

奶量充足后如何断掉配方奶

可能导致奶量不足的原因

虽然说妈妈们都有能力产生足够自己孩子喝的奶量（哪怕是多胞胎），可是仍然会因为某些哺乳方法不当或者其他原因而产奶不足。以下情况有可能导致妈妈产奶不足。

不够好的衔乳，或者频繁地中断哺乳：这样会导致孩子对妈妈乳房泌乳的刺激不够，以致产奶不足。正确的衔乳方法真的很重要，衔乳不对，可能导致乳汁过少，也可能导致乳汁过多。

吮吸不够频繁：孩子刚出生的头1个月，特别是头一两周，尤其是头几天，孩子不限次数地频繁吮吸，对于妈妈产生充足的乳汁非常重要。可是在一天中，新生儿大多数时间都在睡觉，这时就需要妈妈主动一点，捏捏孩子的小脚，把他弄醒，让孩子频繁地吮吸乳头，并尽可能多地让孩子和妈妈保持皮肤接触。

使用乳头矫正罩 / 乳头保护罩，可能降低孩子对妈妈泌乳的刺激。

不正常的乳头。

妈妈存在吸烟（尼古丁降低泌乳）或者其他物质 / 药物滥用的情况。

妈妈营养不良（只有非常严重的营养不良才可能造成奶量不足）。

妈妈本身的疾病。

妈妈时间有限，比如要工作，没有足够的时间哺乳。

过早给孩子使用安抚奶嘴或者类似安抚奶嘴的物品（在妈妈的奶量还没有充足的情况下给孩子使用安抚奶嘴有可能导致妈妈奶量不足）。

给孩子使用母乳替代品（如喂配方奶或者其他食物或液体）。

这些情况能代表奶量不足吗

挤出的奶量少，就是奶量不足吗

母乳不足很难以具体的奶量来证明。通过挤出母乳的量来评估母乳产量的做法目前还无法确定是否准确，因为通过挤奶获得的奶量可能会比实际亲喂时的量更少一些。挤出来的奶量不足，会让哺乳妈妈很担心，但是那并不一定是妈妈亲喂时真正的奶量。所以挤出的奶量少并不能证明妈妈的奶量不足，也许仅仅是妈妈没有掌握好挤奶的方法而已。

孩子吸奶时间变短了，是不是奶量不足

你也许会发现，亲喂的孩子在 3 个月或者 4 个月后吸奶的时间变短了，以前孩子吸一边乳房用 15 分钟或者 10 分钟，现在只吸五六分钟，而且很多时候都只吸一边乳房。尽管孩子吸奶时间变短了，但是并不一定会比刚出生 1 个月时吸两边乳房且总时间在 30 分钟左右的时候吸得少。孩子吸奶，有大口有小口，有用力有不用力，同样的时间每次吸到的量是不同的。所以，除非是整天都瓶喂，连续观察发现孩子喝奶量减少，否则仅凭一次瓶喂给孩子而他只喝了 70～80ml，是不能说明孩子亲喂奶量不够的。

为了避免孩子在吸奶的时候被周围的声音、图案或人干扰，在每次喂奶的时候，妈妈应该尽量找一个安静的、固定的、没有干扰的地方。如果孩子不愿意吸奶的话，可以等一等再喂。另外，喂"迷糊奶"对很多孩子都有效。

如果孩子确实喝奶非常少，尿量已经受到影响（每天小便少于 6 次），尿黄且臭，就应该增加喂养量了。

确保奶量充足的措施

哺乳妈妈需要持续地关注自己的奶量是否充足，并采取一些措预防奶量不足，或改变奶量不足的状况。通常，奶量不足都是暂时的，但是如果不采取恰当的措施，也能发展成真的问题而需要添加配方奶。

通过自身调整增加奶量的方法

★自查哺乳姿势和衔乳是否正确。

★更加频繁地哺乳，可以在平常的两次哺喂间也给孩子吸吮乳头，或者用哺乳来安抚孩子的情绪。总之就是在任何方便的时候尽量让孩子多吮吸乳头。

★在孩子入睡前（弄醒）再次哺乳。

★让孩子充分吮吸完一边乳房的乳汁后再给孩子吮吸另一边。

★在一次哺乳期间，总是不止一次地用一边乳房哺乳（比如说左边吸完，换右边，再换回左边，吸完，再换回右边）。

★在哺乳的间隙把乳房中的奶挤出来。

利用吸奶器增加奶量的方法

如果是纯挤奶喂养的妈妈，或者平常也使用吸奶器吸奶，那么完全可以利用吸奶器帮助增加奶量。

★每天增加挤奶和吸奶的次数。频繁地挤奶比长时间挤奶效果更好。

★增加和孩子的皮肤接触。

★吸奶的同时挤和按摩胸部（亲喂的同时轻柔按摩胸部也可能有帮助哦）。

★当吸奶器已经吸不出奶后，再继续吸几分钟。

★在使用吸奶器前后，用手挤奶几分钟。

★密集吸奶，比如在 2～3 小时内多次吸奶，每次的时间不需要太长，15～30 分钟即可，或以不让哺乳妈妈感到不适为宜。同时别忘了在使用吸奶器前后都用手挤奶几分钟。

针对奶量不足的专业哺乳指导和泌乳策略

常见的奶量不足的表现包括婴儿昏睡和 / 或一直哭闹、黄疸、大便和尿量太少或者排尿次数太少。

这些表现在奶量不足时可能全部或者部分出现，最好是由专业人员结合经验来判断。医护人员能够准确判断妈妈是否存在奶量不足的情况，然后给予正确的指导，这非常重要和必要。但是，医护人员的水平确实参差不齐，哺乳妈妈无法每次都能获得真正专业的指导，所以，妈妈自己多学习和了解泌乳的知识是很有必要的。

如果奶量不足影响到孩子的健康发育，比如孩子 1 个月左右体重都没有增长，或者出生后体重减轻超过了出生体重的 10%，都需要引起重视。需要及时地评估泌乳状况，如果奶量不足，需要尽快确定一个增加奶量的计划。当孩子健康受到影响，妈妈最好寻求专业的哺乳指导和支持，并且要确保妈妈自身获得很好的营养以及多休息。

专业的泌乳指导和策略包括以下内容。

★推荐健康均衡的哺乳期饮食。

★不建议妈妈过度运动和节食减肥。

★鼓励妈妈多喝水。除了口渴的时候，每次哺乳时也喝一杯水。

★哺乳妈妈要多休息，多放松精神。

★鼓励妈妈频繁地和孩子皮肤接触，经常进行乳房按摩和给乳头刺激。

在奶量充足前怎么喂养

在妈妈奶量充足之前，如果婴儿需要额外的营养支持，可以使用哺乳辅助系统。哺乳辅助系统由一个装有挤出来的母乳或者配方奶的塑料容器和一个与容器相连的管子组成，管子挂在妈妈的脖子上，伸到妈妈乳房旁边，固定，让管子的开口靠近乳头。当孩子吸吮时，他可以从妈妈的乳房吸奶，同时也通过管子吸哺乳辅助系统里的奶。这个方法可以确保孩子获得足够的奶量，同时也可以刺激妈妈泌乳。哺乳辅助系统最好是在专业人员的指导下使用，要注意它的清洁卫生。

由于可以同时刺激泌乳，使用哺乳辅助系统比直接瓶喂更好。当然，妈妈也可以选择用勺子、杯子、奶瓶喂。但需要注意的是，孩子吸奶嘴和吸妈妈乳房的方式不同，所以用奶嘴可能导致乳头混淆，让孩子拒绝妈妈的乳头。这期间还是可以采取那些增加奶量的方法，让奶量充足起来。

需要特别提醒的是，即便暂时存在奶量不足的情况，也不建议妈妈使用泌乳药物，因为目前相关研究还不充分，并没有可信度高的证据证明泌乳药物能够促进泌乳。

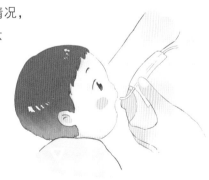

哺乳辅助系统

奶量充足后如何断掉配方奶

妈妈需要先制订一个计划，记录下每天哺乳的次数、孩子喝配方奶的量、尿色、尿的次数或者换纸尿裤的次数以及大便的次数。这可以让妈妈在后面实施用母乳逐渐替换配方奶的计划时能够准确判断孩子是否喝足了奶。

奶量充足后断掉配方奶的具体方法如下。

★每次喂奶时，先给孩子喂母乳，再补充喂配方奶。

★母乳喂养后，给孩子喝之前挤出来的母乳，相应减少配方奶的量（比如喝了 10ml 母乳，那么配方奶或许可以减少 10ml，但要根据孩子的需求决定）。

★在两次喂养间，妈妈挤奶存在冰箱。即使一开始只有 10ml，也要继续坚持挤奶。

★为了帮助孩子断掉配方奶，妈妈需要增加自己的母乳产量，建议妈妈每天哺乳不低于 8~12 次。

Part 6
乳汁过多的处理方式

乳汁过多真是让很多哺乳妈妈羡慕的烦恼，可是遭遇乳汁过多的妈妈也非常苦恼。

当乳汁多到经常会流出来或喷出来，不仅会给妈妈造成各种不适和不便，孩子还可能会因为喝不了那么快而发生咳嗽、吐奶，这会让孩子很不舒服，甚至有可能因此拒绝乳头。

什么原因会导致乳汁过多

如何应对过多或过急的乳汁

孩子因为乳汁过急而拒绝乳头怎么办

什么原因会导致乳汁过多

当妈妈开奶后不久，乳房就开始产生很多乳汁。这是因为孩子会让妈妈产生可以同时喂养双胞胎或者三胞胎的乳汁，以备妈妈真的需要同时喂养几个孩子，所以说双胞胎或者三胞胎妈妈的乳汁也是足够的。

一下子产生很多乳汁，这种状况通常被称为过度活跃的泌乳。实际上妈妈的泌乳反射并不是真的过度，而是被触发得太快了。泌乳可能非常多而且流速快，孩子还没来得及很好地衔乳，乳汁就已经开始喷出来了。

当妈妈和孩子成功地建立起母乳喂养，妈妈的乳汁分泌会变得很有规律，乳汁过多的发生情况就会随之减少，这时乳汁会刚刚好满足孩子的需求（达到供需平衡）。

如果妈妈已经习惯了亲喂，而孩子因为乳汁过多而开始拒绝乳头，这是很难过的事。希望遇到这种状况的妈妈不要太担心，可能不需要很久就能形成一个让妈妈和孩子都满意的母乳喂养规律，妈妈的乳房只是需要一点时间来达到供需平衡。

如果乳汁过多（或者过少）的问题持续存在，很可能是孩子吸乳的方式（或者频率）不对，这时可以咨询专业人士给予指导。真正意义上的乳汁过多（或者过少）是很罕见的，可能是由于妈妈身体的疾病，或者不当的用药导致，这种情况需要及时看医生。

如何应对过多或过急的乳汁

妈妈在哺乳的时候应该留意一下孩子是不是能很容易地衔乳，如果妈妈的乳汁在孩子衔住乳头之前已经在流了，孩子衔乳会比较困难。

以下技巧可能会帮助你的孩子衔乳和吮吸，以应对分泌过多或者过急的乳汁。

如果乳汁分泌过多或者过急，首先还是考虑孩子的衔乳是否存在问题。如果孩子的衔乳做得不好，他可能需要比一般的孩子喂得更频繁一些。太频繁地吮吸会让妈妈的乳汁分泌持续过多。哪怕乳汁已经在乳房中蓄积很多了，频繁地吮吸还是会让乳汁继续分泌。这时，妈妈可以寻求专业的帮助，也可以在网站上找找相关的母乳喂养视频和材料自学一下。

如果孩子衔乳很好，但是妈妈仍然觉得乳房很胀、乳汁太多，可以试试连续 2~4 次只用一边乳房哺乳。妈妈可以让孩子任意吸多少次，按需喂养，但持续 2 小时以上只用一边乳房哺乳。对于另外一边乳房，可以用吸奶器吸乳汁（或用手挤），但每次只挤一点点，只要不胀得难受就好，不要挤太多。这个方法会让妈妈的奶量在 1~2 天变少。

注意：这样做的缺点是可能导致乳腺炎，妈妈需要在乳汁减少到适当的时候继续每次都喂两边乳房，让两边乳房都排空。另外还要注意关注孩子的体重增长是不是正常。

在每次喂养之前，妈妈用手或者吸奶器先挤出一些奶，让乳房不那么充盈，孩子吮吸的时候乳汁就不会流得那么急。妈妈可以倒掉这部分乳汁，或者把这部分乳汁储存起来，以后再给孩子喝。

注意：亲喂之前不要挤太多，也不要在两次哺乳的间隔时间挤奶。因为妈妈从乳房挤出越多的奶，越会刺激泌乳细胞产生更多的奶来再次充盈乳房。

当孩子开始吮吸的时候，会触发妈妈的喷乳反射，这时轻轻地、温柔地打断孩子的吮吸。把这突然而来的一阵乳汁用毛巾接住，当乳汁的流速慢下来，再让孩子继续衔乳吮吸。

换换哺乳的姿势可能会让孩子更容易吮吸。试着让孩子面对妈妈坐着，头轻微后仰。妈妈也可以躺着，或者半躺着，把孩子放在身上喂奶，借助重力让乳汁流速变缓一些。

如有必要，可采取缓解症状的办法，如冷敷、服用止痛药（如对乙酰氨基酚）。

请面临乳汁过多问题的妈妈相信，这只是整个哺乳过程中的一个小插曲，会随着时间慢慢好转。

孩子因为乳汁过急而拒绝乳头怎么办

如果孩子因为很急的奶阵不开心，完全拒绝乳头，妈妈可能需要专业人士的帮助。

在最初建立母乳喂养的阶段，妈妈和孩子需要更多的练习，妈妈可能会发现孩子一边乳房吸得很好，另外一边却无法很好地衔乳。

如果妈妈乳汁过多的问题还没能处理好，而孩子感到难受开始拒绝乳头，在这种情况下妈妈可以把乳汁挤出来，再通过杯子给孩子喝，这样可以帮助孩子接受喝奶，而不会因为过急的奶阵而难受。

妈妈可以慢慢减少挤奶喂养的量，让孩子再慢慢接受亲喂。一旦孩子可以很好地衔乳，他就会逐渐习惯乳汁的流速。

Part 7
无须通乳师，
也能应对乳腺炎

乳腺炎大概是哺乳妈妈可能经历的最痛苦的事了，它通常是乳管阻塞导致的，在哺乳妈妈中并不罕见，大部分发生在产后……在我……少……

……可以……正经历……尽快好……

如何处理好乳房肿胀

出现乳房肿胀，应该如何处理

乳腺炎的典型表现和预防

无须通乳师，教你应对乳腺炎

如何处理好乳房肿胀

妈妈在产后 3～5 天通常就会出现乳房肿胀，不少妈妈会感到乳房增大、变重、发热和不舒服。这是由于乳汁开始大量分泌，乳房血管扩张，血液和组织液增多所致。适量的乳房充盈是正常的，只要哺乳顺利，几天后随着泌乳量调节至孩子需要的水平，肿胀的感觉就会消失。

在哺乳期的头几个月，孩子会频繁吸吮，喂奶的次数会比较多，妈妈可能时不时就会感到胀奶。随着孩子的生长速度在 4～6 个月后逐渐减慢，不再需要密集喂奶时，妈妈可能会越来越少感到胀奶，这并不意味着奶水不足，而是一种供需平衡的状态：喂奶时总会有奶，不喂奶乳房也不再肿胀难受。

有部分妈妈会感觉乳房肿胀严重，甚至硬得像石块。由于乳房过度充盈，乳头被拉紧、变得扁平，即使妈妈强忍疼痛喂奶，孩子也很难含住乳晕及乳头做有效地吸吮。此外，若未能有效解决胀奶，还可能导致乳腺炎和乳房脓肿。

小舒说

乳房中如果持续充盈大量乳汁，妈妈体内抑制乳汁分泌的物质便会增加以减缓泌乳，这虽有利于缓解肿胀，但乳汁长时间淤积，可能损伤泌乳细胞，影响日后的母乳分泌量。

关于如何预防乳房肿胀的研究并不多。母乳喂养医学会的建议是每次哺乳后排空乳房以及让两个乳房轮流做"先吸的那一边"。《澳大利亚婴儿喂养指南》则提到"医护工作者应帮助妈妈在产后尽早开始频繁喂奶和确保孩子衔乳姿势正确。"有研究发现,在产后的48小时内花越多的时间哺乳,引起乳房肿胀的情况越少。

很多妈妈在产后3天左右出现乳房肿胀,一般她们会选择求助于通乳师帮忙按摩、挤奶。按摩可能有助排乳,但排乳的重点其实不是在于按摩,重点还是让孩子正确地衔乳、频繁吮吸,按摩只是辅助手段。

正确的按摩方法是:手指围绕乳头画圈,然后再捏压,这样可以帮助排出乳腺中的乳汁。按摩是不应该造成疼痛的,如果自己或者他人在乳房的硬块上用力地搓揉按摩,这样不但无法解决乳腺阻塞的问题,反而可能造成周围的软组织受伤,乳房淤青或者更加肿胀,让妈妈更疼痛,乳腺更不通。而且,产后3天左右出现的乳房肿胀实际上是乳房血管扩张,血液和组织液增多所致,只要孩子衔乳正确,哺乳顺利,几天后妈妈乳房的肿胀感自然会消失。

妈妈如果有哺乳相关的问题,应该找专业的泌乳顾问,泌乳顾问通常会给出靠谱的哺乳指导,他们的建议应该是以医学研究证据为基础的。

出现乳房肿胀，应该如何处理

有很多办法都被用来治疗或缓解乳房肿胀，其中包括敷冰袋、冰敷卷心菜叶、超声波、针灸和止痛药。部分疗法有可能对改善症状、减轻不适感有帮助，但目前还不能确定它们与不采取任何干预措施相比在消除肿胀方面有任何优势（不确定是否仅仅是安慰剂效应，或者说效果还不明确，有待验证）。

如何处理乳房肿胀，《澳大利亚婴儿喂养指南》给出了如下建议。

要衔住胀奶时的乳晕对于小月龄的孩子来说是个挑战。妈妈可以在哺乳前挤出足够的奶来缓解不适，这样乳房特别是乳晕周围会变得足够软而有利于孩子衔乳。

如果肿胀超过 2 天（尤其在开始哺乳的早期），可以在每次哺乳后使用电动吸奶器排空双侧乳房，这会让孩子在下次吃奶时含乳更容易。

刚出生的孩子在 24 小时内需要进食 8～12 次（包括夜间）。如果妈妈没办法亲喂，那么需要尽量做到用和亲喂差不多的频率把乳汁完全排出。如果不将乳汁及时排出，除了可能造成肿胀、疼痛、降低泌乳量外，持续下去还可能发展成乳腺炎，影响日后的泌乳量。

虽然乳房肿胀发生的可能性会随着哺乳时间的推移慢慢降低，但仍可能发生在哺乳期的任何时候。当肿胀发生时，以上建议仍然适用。

小舒说

以上建议是针对已经发生的持续肿胀，不适用于预防胀奶。当乳房肿胀缓解，硬块消失，则不要在孩子不喝奶时主动排空乳房。当你因为一段时间没有喂奶（比如夜间孩子突然睡整觉了）而感到胀奶时，应该立即喂养，或者适度地挤出一些乳汁以缓解不适，但不要挤得过多。当挤出的奶量大于孩子喝的奶量，就可能会分泌更多的奶，乳房肿胀就更容易发生了。

乳腺炎的典型表现和预防

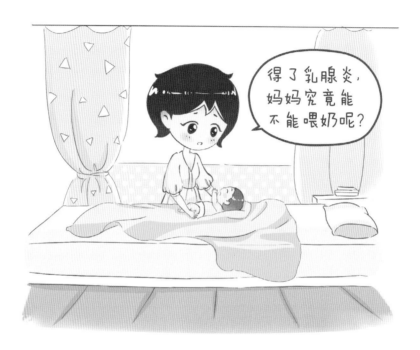

乳腺炎的典型表现

★乳房出现红肿、疼痛部位。

★妈妈像得了流感一样感到又冷又热、乏力、全身酸痛。

如果你只是出现胸部局部红肿、疼痛，赶快按照下文的建议行动起来，避免情况进一步加重。

乳腺炎的预防

乳腺炎不仅给妈妈带来身体上的疼痛和不适，也容易让妈妈产生焦虑情绪，动摇哺乳的信心。那么究竟应该如何预防乳腺炎呢？

确保孩子衔乳姿势正确：哺乳应该是一件舒服的事情，持续的乳头疼痛和破皮通常是孩子衔乳不正确造成的。破损的乳头可以给细菌提供入侵的门户，继而引发感染。乳房衔得不好的孩子不太容易吸到乳汁，这样妈妈的乳汁不能有效排出，也容易发展为乳腺炎，所以确保孩子衔乳姿势正确是预防乳腺炎的关键环节。

按需喂养：只要孩子有要吃奶的意图，妈妈就应该进行母乳喂养。

避免错过或者推迟喂奶：包括避免给 6 个月以内的孩子喂食婴儿配方奶粉、水或流质、半流质食物。

感到胀奶时，即使孩子在睡觉，也可叫醒孩子喂奶：孩子饿了，妈妈应该赶紧喂奶；妈妈胀奶难受了，也需要孩子来"支援"一下。如果孩子不想吃，妈妈应该挤出一些乳汁来缓解不适感。但是，除非是孩子喝掉，妈妈自己不要主动去排空乳房，这样做乳汁会越来越多。注意：只挤出一些以缓解胀痛即可。

每次喂奶的时候，两个乳房交替喂：如果孩子只吸一侧的乳房，那么下次喂奶时一定要换另外一侧来喂，左右，右左，左右，右左，两侧乳房轮流做"先吸的那一边"。因为孩子饥饿的时候吮吸力更强一些，轮流做"先吸的那一边"，可以让两侧的乳房产奶量相当。

避免乳房受到挤压：例如不穿过紧的内衣（建议选择专门为哺乳而设计的哺乳内衣），避免使用过紧的汽车安全带等。

妈妈尽量随婴儿的睡眠时间调整自己的作息，保证足够的休息。

总之，预防乳腺炎最基本的原则就是促进排乳和尽量多休息。

无须通乳师，教你应对乳腺炎

一旦发觉乳房有肿块或感到疼痛，应立刻采取处理措施。因为乳汁没能有效排出常是导致乳腺炎的原因，所以乳腺炎最重要的治疗步骤就是频繁和有效地排出乳汁。

发生乳腺炎时，妈妈应该更加频繁地哺乳。每次哺乳时，先从患侧乳房开始，让孩子尽量多地吸吮患侧乳房帮助排空乳汁，同时应避免另一侧乳房过胀。

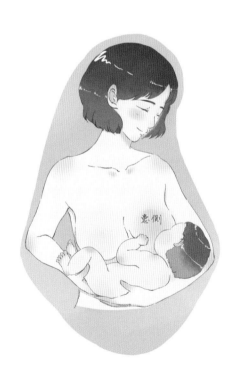

如果疼痛影响了泌乳反射，也可先喂非患侧，一旦感到患侧有乳汁排出，立刻换边喂。这么做的原因是，在喂非患侧的时候，患侧的乳房也会因孩子的吮吸刺激（尽管吮吸的是另外一个乳房）而出现泌乳反射。

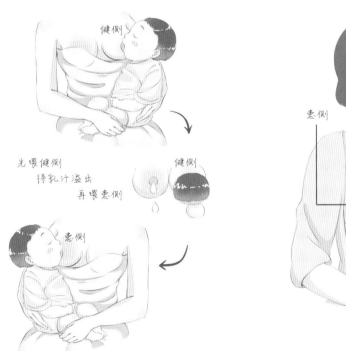

先喂健侧
待乳汁溢出
再喂患侧

健侧

患侧

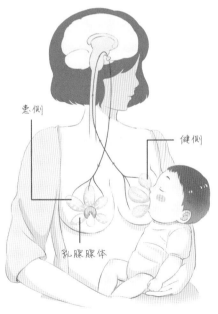

患侧

健侧

乳腺腺体

刺激泌乳反射

即使患了乳腺炎，妈妈的乳汁对孩子来说也是安全的，可以放心地继续哺乳。但乳汁的味道可能会变咸，孩子可能会因此拒绝乳房。

变换姿势哺乳也有利于完全排空乳房，特别是让孩子的鼻子或者下巴对着有硬块的方向吸奶，有助于排空有硬块的部位（下巴方向会比鼻子方向排空得更好）。

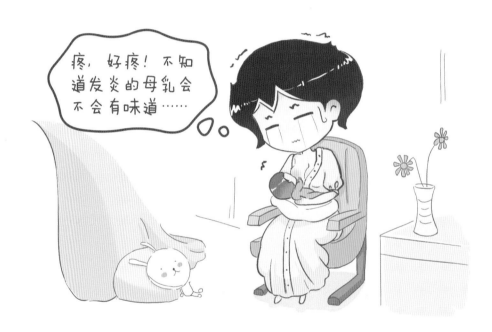

在喂奶的同时，妈妈可用手指抹上食用油或者无毒的润滑剂/润肤乳液对乳房进行按摩。应该从乳房外围向乳头方向按摩，尤其是从有硬块处向乳头方向轻轻按摩，可以帮助排出积乳。

在喂完奶后，再用手挤奶，或者用吸奶器吸一会儿，可以加快积乳排出，更快解决乳腺炎的问题。

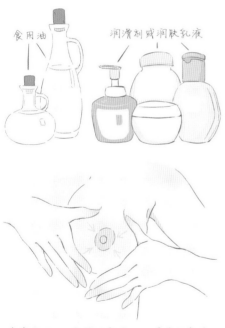

按摩方向：1. 外围向乳头；2. 硬块向乳头

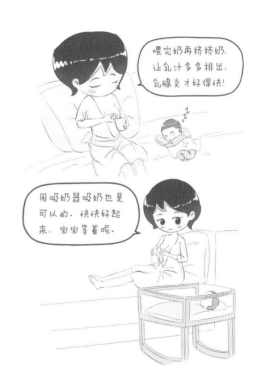

喂完奶再挤挤奶，让乳汁多多排出，乳腺炎才好得快！

用吸奶器吸奶也是可以的。快快好起来，宝宝等着呢。

如果亲喂过于疼痛，则可以挤出乳汁以避免淤积。突然停止哺乳和挤奶只会加重病情，甚至出现脓肿。

以上就是乳腺炎最主要的治疗策略——频繁和有效地排出乳汁。

除了主要的治疗措施，还可以采取一些支持性措施。

休息：如果可以，尽量卧床休息，并多喝水，保证充足的营养也很重要。

温敷和温水澡：当患侧乳汁不易流出时，可在喂奶或挤奶前对发炎部位进行温敷，须注意不宜频繁，时间不要太长（不超过 10 分钟），温度不宜过热。也可以在挤奶前洗个澡。温敷和洗澡都是为了帮助刺激泌乳反射和让乳汁更容易流出。

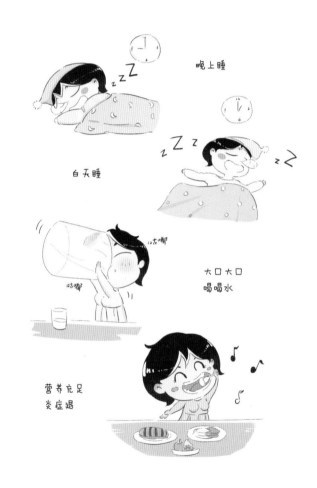

晚上睡

白天睡

大口大口
喝喝水

咕噜

营养充足
炎症退

冷敷：喂奶或挤奶之后，可以将冰袋（例如用布包一袋冰冻过的豆子）放在乳房患处帮助减轻肿胀、缓解疼痛。

镇痛药物：必要时可以服用哺乳期对孩子没有影响的镇痛药，例如对乙酰氨基酚或布洛芬以减轻疼痛。注意：服用这些镇痛药物时仍然可以安全地哺乳。

寻求医疗帮助：如果采取上述处理后肿痛的症状仍然没有缓解，或是期间出现了发热等很不舒服的情况，则需要尽快去看医生。医生有可能会建议服用抗生素，这时请按医嘱服药。母乳喂养医学会的建议是：服用这些抗生素的同时可以继续哺乳。

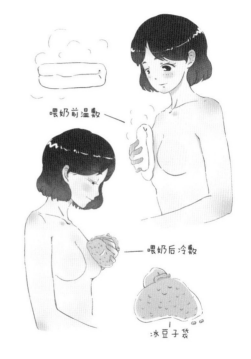

喂奶前温敷

喂奶后冷敷

冰豆子袋

入院治疗：大多数时候乳腺炎都可以在家护理，但如果妈妈症状比较严重，需要输抗生素，可以考虑入院治疗。入院治疗时，在确保安全的前提下建议和孩子一起入院，这样就可以继续母乳喂养。记住：排乳（坚持母乳喂养）是乳腺炎最重要的治疗方式。

Part 8
粉碎那些关于母乳喂养的谣言

夜奶会导致龋齿吗

躺着喂母乳会导致"地包天"吗

躺着喂母乳会导致中耳炎吗

妈妈有乙肝还能喂母乳吗

孩子乳糖不耐受可以继续母乳喂养吗

夜奶会导致龋齿吗

"夜奶容易导致孩子龋齿"的说法一直流传着，你有没有想过，这样说的证据呢？

母乳喂养和龋齿的关系

引起龋齿的原因很多，比如遗传和饮食习惯就是其中的两个重要因素。要判断夜间母乳喂养是不是导致龋齿的原因，起码应该对比一下，夜间母乳喂养的孩子和母乳喂养但是不喂夜奶的孩子，在龋齿的发生概率方面是不是有差异。如果两组孩子其他因素都差不多，比如孩子年龄相近、亲属龋齿状况一致、每天喝奶的次数一致，而夜间母乳喂养的孩子发生龋齿的概率更高，那么就可以得出结论——夜间母乳喂养可能增加孩子发生龋齿的概率。

有这样的证据吗？很遗憾，目前在世界范围内并没有可靠的证据表明夜间母乳喂养和龋齿存在这样的因果关系。

以目前的证据看来，在孩子 12 个月以前，比起配方奶，母乳喂养可能减少龋齿的概率。

美国儿童牙科学会的《婴儿口腔健康护理指南》指出："母乳喂养并不会导致婴儿龋齿，但夜间的奶瓶喂养可能增加龋齿的风险。12 个月以后，每天超过 7 次的母乳喂养可能增加龋齿的风险。龋齿在饮食方面的最大危险因素是频繁地高糖饮食，包括果汁、配方奶、碳酸饮料等。"

12 个月以前的夜间母乳喂养是很普遍的现象，流行病学证据表明，夜间母乳喂养不会增加患龋齿的概率。但是夜间奶瓶喂养可能会增加龋齿的概率，然而这个结论也是有争议的。

夜间喂养，特别是夜间奶瓶喂养的龋齿发生风险也许会比白天更高，更重要的是，可能让妈妈很辛苦（夜间母乳喂养并不影响孩子的发育）。尽管不用太担忧，但在适当的时候，我们还是可以尝试减少夜间喂养，逐渐断掉夜奶。

有证据表明，12 个月以后每天喝母乳的次数超过 7 次，有可能增加龋齿的概率。但这并不是母乳喂养本身的过错，而是由于频繁地喂养，却没有为孩子及时清洁口腔，让糖分在口腔中停留时间过长造成的。

特别提醒

龋齿，并不是真的和母乳喂养喂到多大有关，和每天喝多少母乳也没有关系，而是和母乳喂养的次数有关。

预防龋齿的要点

6个月前：频繁喂养没关系，因为这个阶段孩子基本上没有牙（有也没几颗）；随着孩子长大，逐渐帮孩子建立起规律的作息时间，减少喂奶的次数。

1岁以后：逐渐以家庭食物为主，母乳（或者配方奶）不应该是主食，不建议妈妈再过于频繁地进行母乳喂养。即使孩子还没有断夜奶，也应该限制夜奶次数。这个年龄段的孩子不比6个月前的婴儿，他们在生理上不需要频繁地哺乳。

早晚刷牙：在孩子7岁前，即便他能够自己刷牙，父母也要帮助他以确保牙齿刷得干净，刷的时候一定要亲眼看到孩子的牙齿。如果可以，每天给孩子使用一次牙线，清洁牙齿间隙。

每次进食后漱口：用清水漱口，或者喝一些清水（漱口再吞下）也能起到一定的清洁口腔的作用。

限制高糖饮食：比起限制高糖饮食的量，预防龋齿更关键的是要限制摄入高糖饮食的频率。限制摄入量的主要目的在于预防肥胖。

躺着喂母乳会导致"地包天"吗

大众常说的"地包天"，其实是牙齿咬合不正造成的。是不是一个躺着喝过母乳的孩子，一旦出现"地包天"，这"地包天"就能算在"躺喂"头上？

即使妈妈不躺着喂奶，大多数时候母乳喂养的孩子也是呈"一"字横着喝奶的，何况躺着喂奶也是哺乳的正确姿势之一。

事实上，有很多因素，先天的、后天的，都可能导致"地包天"，但如果坚持母乳喂养1年以上，孩子就很难发生"地包天"，倒是过早断母乳会更容易出现"地包天"。

目前没有任何证据表明母乳"躺喂"会导致"地包天"。母乳喂养的吮吸方式带动复杂的面部肌肉运动，促进孩子上腭和下颌发育，在很大程度上杜绝了"地包天"的可能。

2016年2月发表在《柳叶刀》的一篇关于母乳喂养的综述，分析了49个母乳喂养和牙齿咬合不正的研究后发现，母乳喂养可减少68%的牙齿咬合不正。母乳喂养可以减少"地包天"的发生概率，这在学术界是没有争议的。没有证据表明哺乳的姿势能够扭转母乳喂养的优势，反而导致"地包天"。

婴幼儿的假性"地包天"

有一些妈妈会误以为自己才长出几颗门牙的孩子是"地包天"，其实这是因为婴儿颞颌关节的关节窝比较浅，下颌运动范围大，可以伸出来而已。随着牙齿萌出和咀嚼能力的发展，颞颌关节的关节窝高度会逐渐增加，下颌的运动范围也就缩小了。等孩子的牙齿长齐，稳定的咬合关系建立起来了，才能作出是否存在"地包天"的判断。如果孩子到了 3 岁左右确认是"地包天"，可以进行矫正。早期矫正"地包天"会比较容易，预后也非常理想。

躺着喂母乳会导致中耳炎吗

事实上，躺着喝配方奶，奶液容易流进孩子的耳咽管和中耳，引起感染，导致孩子发生中耳炎。目前已经有足够的证据证明，母乳喂养其实是可以降低孩子中耳炎患病率的，可能的原因主要有两个：母乳本身具有轻微的抑菌作用；亲喂时孩子是主动吮吸，乳汁不会像奶瓶喂养那样倾倒入孩子嘴里。

妈妈有乙肝还能喂母乳吗

乙肝会通过血液及性接触传播，也会通过母婴传播。乙肝不会通过哺乳、共用餐具、拥抱、接吻、握手、咳嗽或打喷嚏传播，也不通过食物和水传播。

无论是"大三阳"还是"小三阳"，也不用检查病毒 DNA，乙肝妈妈可以在孩子出生后立即开始母乳喂养！世界卫生组织建议乙肝妈妈在孩子出生后可以立即哺乳，无须等到注射完三针疫苗。新生儿应在 12 小时内注射第一针乙肝疫苗，1~2 个月时注射第二针，6 个月时注射第三针；9~18 个月时，为孩子检查乙肝抗体以及是否存在出生时因与妈妈的血液接触而感染乙肝的情况。

虽然说乙肝妈妈可以在出生后立即进行母乳喂养，但需要护理好乳头避免皲裂出血。如果乳头皲裂出血，应该暂停哺乳直到乳头恢复。尽管没有证据表明母乳喂养的孩子会因为妈妈皲裂出血的乳头而被感染，但是乙肝、丙肝都会通过血液传播，因此，当哺乳妈妈出现乳头皲裂出血时应暂停哺乳。这时妈妈应该挤奶出来倒掉（在暂停哺乳期间应坚持挤奶，这样可以避免乳腺炎且保持产奶量），直到乳头完全恢复再进行哺乳。

孩子乳糖不耐受可以继续母乳喂养吗

通常来说，母乳喂养的孩子出现频繁的排便和稀便，并不意味着孩子有腹泻，或者乳糖不耐受，这只是证明孩子有充足的奶喝而已（是的，真相就是这么简单）。如果孩子频繁地排便，家长只需要注意护理好他的小屁股就可以了，比如用温水清洗，或者轻柔地给孩子擦拭干净，也可以给孩子抹一些润肤乳。

什么是乳糖

母乳和其他哺乳动物的乳汁中都含有乳糖，而且每个妈妈的母乳中含有的乳糖的量都差不多，与妈妈的奶制品摄入没有关系。在每一次哺喂的过程中，前奶和后奶中的乳糖量也几乎是一样的，尽管后奶中的脂肪含量更高一些。

什么是乳糖酶

乳糖酶是一种可以帮助分解消化乳糖的酶。如果一个人没有乳糖酶或者没有足够的乳糖酶，他就没有办法代谢、消化乳糖。如果乳糖不能被消化分解，就不能被吸收。它们就会以没有消化的形式进入大肠。在大肠里，它们会被肠道细菌分解，变成酸类和气体。

乳糖不耐受的表现

乳糖不耐受的主要表现就是拉肚子，有些时候是绿色的起泡泡的大便，闻着有点发酸，孩子容易胀气，并且会经常放屁。

如何确定乳糖不耐受

是否存在乳糖不耐受应该接受实验室检测（化验大便）。但是，当小于 3 个月的健康的母乳喂养的孩子在做乳糖不耐受测试的时候，结果也会呈阳性，即提示存在乳糖不耐受。这是因为正常小月龄的孩子可能存在乳糖消化不完全的情况，这并不是真的需要处理的乳糖不耐受。所以针对小孩子而言，这个测试意义不大，其结果也不能说明什么问题。

婴儿乳糖不耐受的类型

婴儿中的乳糖不耐受有两种类型，一种是先天性乳糖不耐受，一种是继发性乳糖不耐受。

先天性乳糖不耐受：先天性乳糖不耐受的孩子出生后很难生长，会有明显的营养不良症状和脱水。这种孩子一出生，就需要进行紧急的医疗处理。

继发性乳糖不耐受：因为乳糖酶产生于肠道内部，任何损伤肠道内部的因素都可能引起继发性乳糖不耐受。哪怕是非常微小的伤害，都可能损伤产生乳糖酶的部位，进而减少乳糖酶的产生，比如以下情况。

★肠道炎症（纯母乳喂养能减少肠道炎症发生的概率）。

★食物不耐受或者过敏（不要过早添加辅食）。

★某些通过母亲饮食进入乳汁的成分引起的不耐受或者过敏。

★寄生虫感染。

★腹腔疾病以及肠道手术。

乳糖不耐受还能继续母乳喂养吗

暂时性乳糖不耐受：如果孩子在添加某种辅食后拉肚子，可以让孩子避免吃这些食物一段时间。纯母乳喂养的孩子出现过敏或者食物不耐受，妈妈避免吃这些食物一段时间，情况就能改善。

小贴士
牛奶蛋白过敏与乳糖不耐受

牛奶蛋白过敏与乳糖不耐受是完全不同的两件事，不能混为一谈。但是喝配方奶或者牛奶的孩子可能同时出现牛奶蛋白过敏和乳糖不耐受。牛奶蛋白过敏的症状会在后面的文章中讲到，而乳糖不耐受的主要表现是绿便、稀便和放屁。食物过敏也可能引起乳糖不耐受，比如当孩子喝配方奶出现牛奶蛋白过敏，也可能继发性地引起乳糖不耐受。

持续性乳糖不耐受：如果孩子是母乳喂养，不应该停止哺乳，因为母乳是最佳的可以帮助肠道恢复健康的食物，也不应该换大豆配方奶或者无乳糖配方奶。

如果孩子是配方奶喂养，只有出现了营养不良和／或体重降低才考虑更换为无乳糖配方奶。在更换配方奶之前，还要考虑孩子对牛奶蛋白或者大豆蛋白过敏的可能性，哪怕是用无乳糖配方奶也要考虑这个问题。如果出现过敏的情况，只会让孩子原本的乳糖不耐受变得更加严重。如果孩子喝的奶量充足，却出现长期生长缓慢、体重降低等情况，请尽快咨询医生。

针对妈妈：妈妈的饮食改变，如限制奶制品，并不会影响母乳中的乳糖量。实际上母乳中乳糖的含量几乎不受饮食的影响，也就是说妈妈无须刻意改变原来的饮食模式。

肠炎导致的继发性乳糖不耐受：如果是由于肠炎导致的继发性乳糖不耐受，一般 4 周能够恢复，如果孩子在 3 个月以内，可能需要最长 8 周才能恢复。对于 18 个月以上的孩子，可能只需要 1 周就能恢复。

如果医生建议在拉肚子（乳糖不耐受期间）期间给原本母乳喂养的孩子更换为配方奶喂养，希望妈妈能够清楚，这并不是她的母乳不好、没有营养。她的母乳仍然是正常的，仍然是孩子最合理的食物。

给孩子滴喂乳糖酶有效吗

也许你听说过给乳糖不耐受的孩子服用乳糖酶的办法，目前并没有证据表明这样做是有效的，尽管有报道说大剂量服用乳糖酶对乳糖不耐受的孩子有帮助。

如果要用乳糖酶，应该怎么用呢？应该把乳糖酶滴入挤出来的母乳中，放一天或者一个晚上，等乳糖酶把母乳中的乳糖分解了，第二天再喂给孩子喝。在实践中发现，这样做可能对乳糖不耐受的孩子有用。

Part 9
哺乳妈妈的日常饮食

哺乳妈妈应该怎么吃

哺乳妈妈应该吃多少

哺乳妈妈应该喝多少水

哺乳妈妈能喝咖啡和茶吗

哺乳妈妈可以饮酒吗

哺乳妈妈需要忌口吗

哺乳妈妈应该怎么吃

其实哺乳期饮食真没什么特别的，许多孕期需要注意的饮食禁忌都可以解禁了。正常人能吃的、能喝的健康食物哺乳妈妈都能吃，只是对某些食物，需要注意怎么吃。

比起孕期的饮食控制（有一些禁忌和限制），哺乳期的你可以大大放松了。虽然有句话叫"你吃什么决定了你的营养状况"，但你吃什么却不太能够决定你的乳汁是怎样的。

人类乳汁中所含的脂肪、蛋白质、碳水化合物总量（乳汁的主要营养）并不取决于哺乳妈妈的饮食。乳汁的基本营养成分可以说是人类的共性，在人与人之间，人种与人种之间几乎没有差异，这就好比正常成人有 206 块骨头，鲜有例外。

哪怕是轻中度节食的妈妈也可以将她们的孩子喂养得很好（当然，这不代表妈妈不会遇到各种哺乳的难题），因为如果妈妈没有摄入足够的营养，身体会将自身储存的营养转化以供给乳汁。

小舒说

你仍然需要吃丰富的健康食物，少吃"垃圾食品"。许多孕期不能吃的食物都可以重新回到你的餐桌啦！

对哺乳妈妈（或者任何人）来说，吃得健康意味着需要吃种类丰富的健康食物。不同的食物也轻微地改变着乳汁的气味和口味，这能让孩子提前接触到丰富的味道。

哺乳妈妈吃的胡萝卜、西蓝花、土豆、牛肉、三文鱼，都可能让孩子提前体验到，并在未来添加辅食的时候更容易接受这些口味。因此，哺乳妈妈的饮食多样性非常重要。有研究证据表明，6个月的纯母乳喂养以及6个月后添加辅食有可能降低孩子挑食的现象。

哺乳妈妈应该吃什么

如果哺乳妈妈想要保证充足的营养，一早就给孩子多样化的口味体验，可以每天尽可能地安排摄入这些食物。

★富含优质蛋白质的食物。

★富含钙质的食物：即使哺乳妈妈钙摄入不足，乳汁中仍然会含有丰富的钙，但这可是从哺乳妈妈的骨骼中提取"库存"哦。

★富含铁的食物。

★富含维生素C的食物。

★种类丰富的果蔬。

★全谷物或复合碳水化合物。

★富含ω-3的食物：每周吃2~3份富含ω-3的食物，可以补充一些有益于孩子视觉和大脑发育的DHA。

★孕期/哺乳期营养补充剂：这并非必须补充，但是如果哺乳妈妈体内缺乏某种营养素，而又无法通过正常的饮食补充，那么每天吃一些营养补充剂也是不错的选择。

哺乳妈妈避免吃什么

★高汞的鱼类：孕期应该避免的鱼类和海鲜，哺乳期也要尽量避免或限制。这些鱼类含汞较高：剑鱼、鲨鱼、国王鲭和方头鱼、大眼吞拿鱼、枪鱼、大西洋胸棘鲷。

★高脂肪的肉禽类：杀虫剂和其他有害化学物质容易在动物脂肪中富集，所以最好坚持吃低脂的肉类，本来我们也不需要那些不健康的脂肪。

哺乳妈妈应该吃多少

虽然说哺乳妈妈即便吃得不好，依然可以做好"奶牛"，但并不是说一定要亏待自己。母乳喂养会消耗掉许多能量，这些能量一部分来自孕期长得脂肪，但哺乳妈妈还是需要额外吃一些来满足她们的能量需求。产后减重应该循序渐进，不要过快。

哺乳妈妈的饮食目标应该是不动用身体的营养储备，而通过丰富饮食补充乳汁需要的营养，尤其是维生素和矿物质。动用身体储备对哺乳妈妈短期和长期的健康都有风险。毕竟，要先确保哺乳妈妈自己的健康，才能带好孩子。

能量摄入当然很重要，但是也不需要每天精确计算自己摄入了多少能量，除非哺乳妈妈有减脂计划或者医生建议她这么做。

一位纯母乳喂养的妈妈，仅靠泌乳大概每天会消耗掉 2 000kJ（478kcal）的能量。也就是说，一位纯母乳喂养的妈妈，即使每天坐在沙发上喂奶，也差不多相当于跑了 8 千米。

只要哺乳妈妈在孕期的增重是合理的，并没有迅速减脂的计划，每天需要比孕前额外多吃约 2 000kJ（478kcal）的食物。

哺乳妈妈可以吃正常的健康饮食，比孕前略多一些，但不要多太多，这样可以利用哺乳消耗掉一部分孕期增加的脂肪，更快恢复到孕前体重——这也应该算是哺乳期的一种福利吧。

哺乳妈妈吃得太少会怎样

如果哺乳妈妈吃得太差、减重过快，受到影响的不是乳汁的产量和质量，而是哺乳妈妈自身的营养状况和身体健康。这是因为哺乳妈妈需要为乳汁提供营养，而泌乳本身也消耗能量，如果此时营养摄入不足，身体的负担就会过重，长期下去对乳汁的产量也会有潜在影响。

小舒说

轻中度节食固然对乳汁的产量和营养没有影响，但对哺乳妈妈自身健康存在威胁，而过度节食则会影响乳汁产量。

哺乳妈妈应该喝多少水

你可能听说过"多喝水可以帮助产奶"的说法，但其实这是不科学的。在美国医学会的著作 *Nutrition During Lactation* 中写道"人们普遍认为产奶需要消耗大量的水，但证据指出，哺乳妈妈可以承受相当大量的水分限制，几乎不会影响到乳汁的产量……在高温和其他流失大量水分的情况下，一定要保证充分的水分摄入，但是在绝大多数情况下，没有必要强调水分摄入来确保奶量。"

也有一些研究发现，在试图断奶的妈妈中，少喝水并不会减缓胀奶等症状。所以对于喝水这件事，关注自身的感受就好。如果不多喝水，乳汁又消耗掉很多身体的水分，哺乳妈妈的尿量会首先减少，进而逐渐变黄、变臭，本人也会感到非常口渴。没有喝够水同时还可能导致尿路感染、便秘和异常疲惫感。

哺乳妈妈到底要喝多少水才是合适的？美国医学研究会指出，哺乳期妈妈每日饮水量的数据中位数大约是 3.1L（13 杯），这一数据在普通人中大约是 2.2L（9 杯），孕期大约是 2.3L。

不过，哺乳妈妈并不需要真的喝那么多杯水，或者每日准确记录自己到底喝了多少水，因为我们的饮食中也含有相当多的水分。为了确保喝够水，有一个好办法可以分享给哺乳妈妈，那就是在喂奶前都喝一杯水。

哺乳妈妈能喝咖啡和茶吗

哺乳妈妈常常会非常疲惫，经常有妈妈问"哺乳期可不可以喝咖啡和茶呀？"其实但凡孕期可以的，哺乳期都可以。

一两杯咖啡、茶或者可乐并不会影响到孩子，但是可以让哺乳妈妈保持清醒（可以继续照顾孩子，所以也不是对孩子完全没有影响啊）。

在最初的几个月，孩子的身体代谢咖啡因的速度很慢，随着年龄增长，哺乳妈妈喝下的咖啡对孩子的影响将会越来越小。

不过，和孕期一样，过量的咖啡因可能导致哺乳妈妈情绪紧张、易怒、失眠，并且过高的咖啡因摄入也可能影响到孩子的睡眠，还有可能导致一些孩子肠绞痛和反酸。不过这都是非常大量摄入时才有可能出现的情况，但是大量摄入时，首先会让哺乳妈妈自己感到不适。

目前并没有针对哺乳期咖啡因摄入的研究来指导限量建议，因此哺乳期的咖啡因限制可以参考孕期。在孕期，建议准妈妈每天的咖啡因摄入不能超过 200mg。如果在咖啡店喝咖啡，其中咖啡因的量取决于咖啡豆和咖啡的做法。

饮食中咖啡因的含量

类型	容量	咖啡因含量
速溶咖啡	1 杯（240ml）	90~200mg
浓缩咖啡	30ml	47~75mg
低因咖啡	1 杯（240ml）	2~12mg
拿铁 / 摩卡	1 杯（240ml）	63~175mg
红茶	1 杯（240ml）	47mg
绿茶	1 杯（240ml）	25mg
可乐	360ml	35mg
黑巧克力	30g	23mg
牛奶巧克力	30g	5mg
巧克力饮品	1 杯（240ml）	8~12mg

哺乳妈妈可以饮酒吗

不只是中国，在其他一些国家的文化中，比如德国、墨西哥，也有认为饮酒有利于母乳喂养的传统，这种传统认为哺乳前喝酒可以增加奶量，帮助开奶、发奶、刺激喷乳反射，并让妈妈和孩子都感到放松。

酒精对泌乳的影响

研究发现，酒精不但不能增加母乳产量，反而会抑制泌乳反射，并降低母乳产量，这可能是由于酒精会影响妈妈体内和哺乳相关的激素所致。有研究发现当乳汁中含有酒精，孩子喝奶的量可能减少 20%，孩子需要更频繁地喝奶才能喝饱。

一些妈妈的确发现喝了啤酒或者米酒后奶量增加了，研究发现这可能是妈妈的错觉。实际上，饮酒让妈妈的喷乳反射延迟了，但妈妈自己却感觉乳房变胀了，加上喝不够奶会让孩子更加频繁地吮吸，这两方面就造成了奶变多的假象。

酒精对孩子的影响

孩子不能像成人一样很好地代谢酒精，所以只需要很少的酒精就能对他们造成危害。准妈妈在怀孕的任何阶段都绝对不能碰任何含有酒精的食品和饮品。当孩子出生后，如果母乳喂养的话，妈妈也要小心，喝下去的酒精会进入你的乳汁，在你的身体把酒精代谢完之前，孩子就能通过喝奶摄入酒精。

酒精可以自由地在血液和母乳中交换，母乳中的酒精浓度等于血液中的酒精浓度。在哺乳妈妈饮酒后 30～60 分钟，酒精就会进入乳汁中。

注意：微量的酒精也会造成伤害，酒精对孩子没有安全剂量。

如果妈妈喝酒后哺乳，孩子的睡眠规律可能会被打乱。尽管酒精可能让孩子更快入睡，但是也会让孩子更快醒来。一项研究发现，孩子喝了含酒精的母乳后，睡眠时间减少了 25%。妈妈血液中的酒精浓度哪怕只有 0.1%，也能影响到孩子的睡眠，包括减少快速眼动睡眠期和增加浅睡眠。快速眼动睡眠对情绪和压力管理非常重要。浅睡眠增加，可能让孩子非常易醒，也可能导致白天的疲劳和烦躁。

此外，如果妈妈和孩子同床睡觉，又在睡前喝酒，哪怕不喂奶，也会对孩子造成安全隐患。在和孩子同床的研究中发现，如果妈妈有饮酒或者吸毒，孩子发生新生儿猝死综合征的风险将增加 9 倍。

酒精可能影响到孩子的神经和大脑发育。有研究发现，如果哺乳妈妈长期饮酒，孩子的运动发展可能受到不良影响，并且这种不良影响是和酒精的摄入多少以及妈妈饮酒的频率相关的。

饮酒后应该如何哺乳

一旦血液中不含有酒精了就可以哺乳，但是哺乳妈妈很难准确地知道血液中的酒精含量。所以，哺乳妈妈最好不饮酒。

美国儿科学会关于母乳喂养的文件中提道："应该尽量减少饮用含有酒精的饮料，限制在偶尔饮用，并且每千克体重不超过 0.5g 酒精（根据你喝的酒的酒精浓度和你的体重计算饮用量）。也就是说，一位体重为 60kg 的女性，大约可以喝 60ml 烈酒，240ml 红酒，2 小瓶啤酒。在饮酒后大约 2 小时再哺乳。"

以下一些因素决定着进入乳汁的酒精含量。

★ 饮酒的量和酒精浓度。

★ 同时吃了些什么，吃了多少。

★ 哺乳妈妈的体重。

★ 饮酒的速度。

总体而言，如果哺乳妈妈喝了 1 份标准酒量，平均来说需要 2 小时酒精才能完全从血液和母乳中消失；2 份标准酒量，4 小时；3 份标准酒量，6 小时。时间从开始饮酒时算起。

1 份标准酒量相当于任何含有 10g 酒精的饮品。

=30ml 40% 酒精浓度的烈酒。

=375ml 3.5% 酒精浓度的中度啤酒。

=100ml 15% 酒精浓度的红酒。

哺乳妈妈可以在手机上安装上类似酒精浓度计算器的小程序，它会根据体重和饮酒量大致地计算出需要多长时间代谢掉体内的酒精。

此外，国外很多专家建议每周饮酒不要超过 1～2 次。

有的妈妈可能会提出这样的疑问：我能不能把喝酒之后那段时间的乳汁挤出来倒掉，然后再喂母乳给孩子呢？

饮酒后不需要把乳汁挤出来倒掉，除非是为了让妈妈缓解胀奶的不适。挤奶并不会加速酒精的代谢。酒精可以在乳汁和血液间自由进出，当身体内的酒精被代谢完了，乳汁中也不再含有酒精。

当你喝了酒，孩子也不在身边，让你不能喂奶，试着以孩子喝奶的频率来挤奶，这样做可以保持你的产奶量，而不是为了排出你体内的酒精。至少当你感到胀奶难受的时候挤出一些奶，避免造成乳腺炎。

最安全的哺乳，当然是完全不饮酒。但是如果妈妈准备小酌一下，要做的不是饮酒后挤出乳汁，而是在饮酒前做好计划。饮酒前做好计划，就可以不让酒精影响到孩子。首先，妈妈在饮酒前可以先亲喂一次孩子，同时把乳汁挤出一些存着。在妈妈饮酒后，体内的酒精代谢完之前，可以先用饮酒前挤出来的乳汁喂孩子。

哺乳期饮酒的要点

★母乳对于孩子的生长发育、情感和精神健康非常重要。

★在孩子出生后的第 1 个月内滴酒不沾，1 个月后，你一天可以喝大约 2 份标准酒量，但不是每天喝。

★饮酒前先哺乳。

★饮酒前吃点东西，或者饮酒的同时吃些东西。

★如果你偶尔要饮酒超过 2 份标准酒量，提前做好饮酒计划，比如提前喂奶或挤奶备用。

哺乳妈妈需要忌口吗

目前并没有什么科学证据支持妈妈的食物会导致孩子的不适，但是，科学育儿的核心应该是掌握科学原则，尊重个体差异。

虽然不提倡哺乳妈妈忌口，但如果你观察到当你吃了某种食物，孩子就会表现出不适，可以暂时不要吃。没有什么食物不可取代，我们总有办法通过其他方式获得均衡的营养。

通常当哺乳妈妈吃了某些食物后，在 2~6 小时内便会影响到乳汁的气味或味道，所以当你发现每次吃了某种食物，孩子就哭闹、拒绝喝奶、吐奶更严重、异常烦躁……不妨尝试把这种食物忌口几天，看看情况是否有好转。

一小部分孩子（2%~3%）会因为妈妈食物中的成分而出现过敏。比较常见的过敏原是牛奶、豆类、干果、小麦。除了严重的烦躁和哭闹，食物过敏的孩子还会出现以下表现。

★吐奶：正常的孩子也可能会出现吐奶。

★腹泻，可能带有血丝：母乳喂养的孩子大便都比较稀；大便偶尔也会带有血丝，但很多时候是原因不明的。如果不影响孩子的生长发育，妈妈忌口的意义也不大。

★体重增长缓慢。

★湿疹、打呼、鼻塞：食物过敏通常不会导致湿疹，但是常常和湿疹同时发生，并可能加重湿疹。打呼、鼻塞有可能是感冒造成的。

如果你怀疑孩子是食物过敏，特别是孩子的亲属中有过敏史，最好咨询医生。医生可能会建议你筛查食物，忌口某些食物 2~3 周，如果好转，则孩子可能是对这种食物过敏，那么忌口；如果没有好转，继续排查另外的食物。

当然，也可能找不到原因，因为正常的孩子也可能出现这些症状，出现的原因常常难以明确。不过，只要孩子发育正常，则没有必要过于担心，也无须做出什么改变。

Part 10
挤奶、吸奶和母乳的储存

诚然，亲喂是最好，但实现母乳喂养并非只有亲喂一种方式。如果你曾经通过挤奶来喂养孩子，或者正在挤奶／背奶的路上，那么你并不孤单。

挤奶、吸奶会损伤乳腺吗

什么情况下妈妈需要挤奶喂养

挤奶的方式及原则

挤奶的频率

每次挤奶的时间

如何喂挤出来的奶

母乳的储存、解冻和加热

吸奶用具的清洗方法

如何让孩子接受奶瓶

各种颜色的母乳意味着什么

乳汁出现不正常的口味或者气味

挤奶、吸奶会损伤乳腺吗

对于挤奶喂养，我推荐妈妈们准备一个双边的电动吸奶器，非常省力，能够让你在本已睡眠不足的挤奶过程中增加幸福感。但是很多妈妈和我分享，听人说挤奶或者吸奶器吸奶会损伤乳腺，引发乳腺炎。这些毫无根据的传言，让本已困难重重的亲喂之路平添了很多烦恼，甚至动摇了一些妈妈坚持亲喂的决心。其实，损伤乳腺，甚至引发乳腺炎，这些并不是挤奶造成的，亲喂不当和挤奶不当可能导致乳腺炎，挤奶喂养并不会增加乳腺炎的风险。

什么情况下妈妈需要挤奶喂养

生完孩子后，我也遇到过不少哺乳的困难，挤奶喂养了 3 周。我想我接受过专业培训，做过好几年母乳喂养和幼儿喂养研究，看过非常多的文献，参加了产前哺乳培训，并且在哺乳环境很好的医院生产……我有这么多有利的条件，在一开始还是经历了心酸的哺乳路，哭着说喂奶好难！一定有很多妈妈像我一样，在母乳喂养的初期经历了很多困难和各方面的阻力。挤奶喂养在很多时候能够帮助妈妈解决哺乳的困难，成功地实现母乳喂养。

教会妈妈合理利用挤奶喂养这种方式可能会帮助很多妈妈实现 6 个月的主要母乳喂养（这对孩子的健康意义重大），同时还能让妈妈有更多生活方式的选择，有更多的自由空间。

　　最常见的挤奶喂养的原因是解决母乳喂养遇到的困难，比如胀奶或者乳腺炎。

　　其他挤奶喂养的原因如下。

★ 孩子生病或者早产。

★ 妈妈和孩子暂时分开或者即将需要暂时分开一阵子。

★ 妈妈重返职场。

★ 妈妈需要增加奶量（追奶）。

★ 妈妈的乳房太胀了，很不舒服。

挤奶的方式及原则

　　挤奶的方式主要有三种，即用手挤奶、用手动吸奶器吸奶、用电动吸奶器吸奶。妈妈需要考虑挤奶的原因、预计挤奶喂养的持续时间，以及个人喜好等因素来选择适合自己的挤奶方式。总的来说，电动吸奶器比手动吸奶器更有效。

　　妈妈在挤奶前需要先用肥皂洗干净双手，如果双手不脏的话，可以用无水的清洁剂清洁双手。如果用不干净的手挤奶，可能传播某些可引起疾病的病毒或细菌。研究表明，在刚挤出来奶的时候，含有更少细菌的母乳在储存过程中也会有更少的细菌滋生，并且会有高一些的蛋白质水平。只要正确地洗手和清洗吸奶器，用手挤还是吸奶器吸出来的奶的成分是没有差异的。

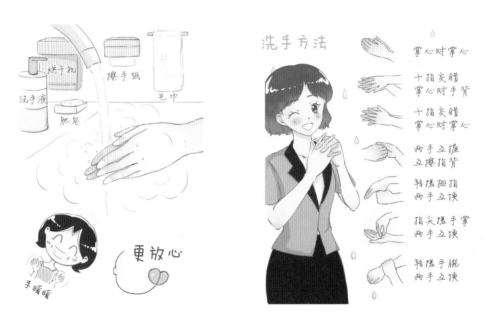

无论选用哪种方式挤奶，总的原则如下。

★ 找一个让你感到舒适的、私密的地方挤奶。

★ 放一杯水在身边。

★ 准备好挤奶设备。

★ 放松，音乐可能有帮助。

用手挤奶

不管长期来讲选择什么方式挤奶，所有的妈妈都应该学会用手挤奶。用手挤奶有很多好处，比如很方便，并且皮肤接触会刺激产奶。很多妈妈都发现熟练掌握后，用手挤奶会变得越来越容易。

用手挤奶的步骤如下。

1. 用温水和肥皂（香皂）洗手（冰冷的手可能没有温热的手挤奶快哦），并用干净的毛巾 / 纸巾擦干或用烘干机吹干双手。

2. 轻轻按摩乳房。从乳房上方向乳头的方向轻抚按摩，下方也一样。重复多次，让整个乳房都被按摩到。轻柔的按摩可以帮助刺激泌乳反射。

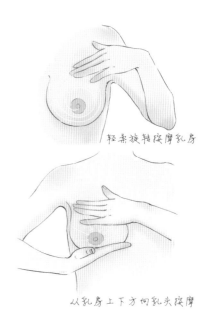

轻柔旋转按摩乳房

从乳房上下方向乳头按摩

3. 握住一个干净的塑料杯子放在乳房下方接住乳汁。刚开始学习挤奶时，一些妈妈可能会觉得这样不好操作，那么可以用一个大碗放在双腿间或者放在矮桌上，空出双手来挤奶。可能还需要准备一条毛巾来擦拭溅起的乳汁。

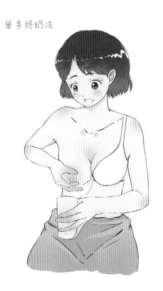

单手挤奶法

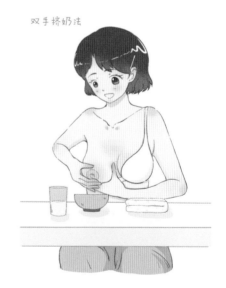

双手挤奶法

4. 如果乳房因为哺乳的关系非常大和重的话，可以用一只手托住胸部。把大拇指和其他手指分开，相对着放在乳晕两边。轻轻往里按压，让拇指和示指（或者加上其他手指）对捏。

5. 有节奏地重复轻捏并往里按压的动作，乳汁会开始充盈起来并流出。手指不要滑开，也不要掐到皮肤。

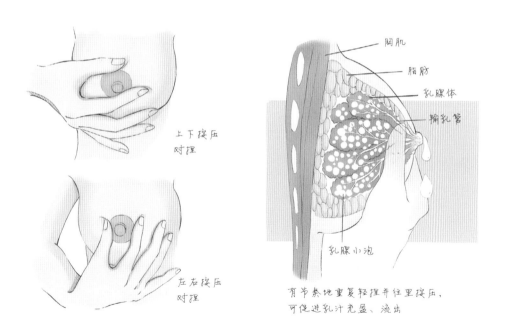

上下按压对捏

左右按压对捏

胸肌

脂肪

乳腺体

输乳管

乳腺小泡

有节奏地重复轻捏并往里按压，可促进乳汁充盈、流出

6. 一旦停止出奶，手指应该围绕乳头再捏压，这样可以帮助挤出更多乳汁。

7. 重复以上步骤，挤另外一边乳房。

8. 如果需要更多的乳汁，妈妈可以两边轮流挤，直到挤出需要的量，或者可以休息一会儿再继续左右轮换挤奶。

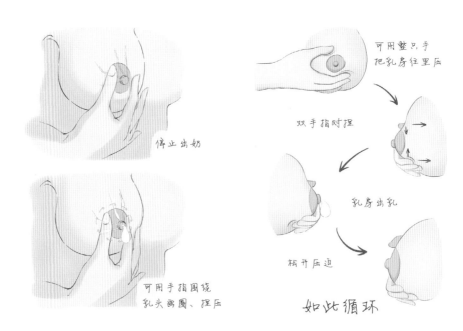

停止出奶

可用手指围绕
乳头画圈、捏压

可用整只手
把乳房往里压

双手指对捏

乳房出乳

松开压迫

如此循环

正确和错误的挤奶方式

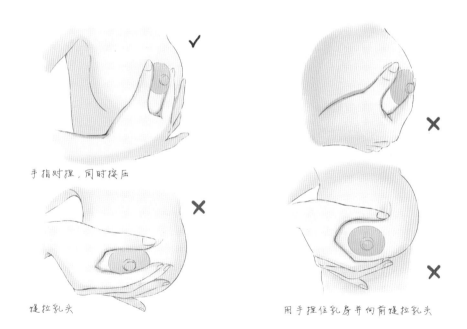

手指对捏，同时按压

提拉乳头

用手捏住乳房并向前提拉乳头

用吸奶器吸奶

手动吸奶器吸奶：手动吸奶器的好处是便携，并且价格相对便宜。有很多种可以选择，请根据使用说明书使用。

使用手动吸奶器的步骤如下。

1. 用温水和肥皂（香皂）洗手（冰冷的手可能没有温热的手挤奶快哦），并用干净的毛巾／纸巾擦干或用烘干机吹干双手。

2. 准备好一个干净的、杀过菌的吸奶器。

3. 轻轻按摩乳房。从乳房上方向乳头方向轻抚按摩，下方也一样。重复多次，让整个乳房都被按摩到。轻柔的按摩可以帮助刺激泌乳反射。

4. 将吸奶器的圆形罩杯放在胸前，把乳头置于中间。

5. 用温和地节奏拉动手把再松开，当松开手把时，乳晕和乳头就会恢复血液循环。

6. 持续吸奶直到乳房变软，达到大约一半的需要奶量。

7. 换到另外一边乳房，开始轻柔地按摩、吸奶。

8. 如果还需要更多的奶，可以左右乳房轮换吸奶，直到达到需要的奶量，也可以休息一会儿再继续左右轮换吸奶。

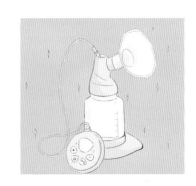

电动吸奶器吸奶：如果需要长期挤奶，可以选择电动吸奶器。

使用电动吸奶器的步骤如下。

1. 用温水和肥皂 / 香皂洗手（冰冷的手可能没有温热的手挤奶快哦），并用干净的毛巾 / 纸巾擦干或用烘干机吹干双手。

2. 准备好一个干净的，杀菌过的电动吸奶器。电动吸奶器有单边和双边两种。如果需要长期吸奶，推荐双边吸奶器。漫漫长夜，吸另外一边的时候你会懂这笔钱多么值得了。

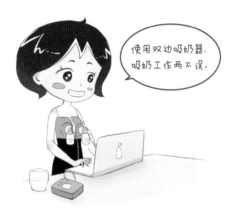

3. 轻轻按摩乳房。从乳房上方向乳头的方向轻抚按摩，下方也一样。重复多次，让整个乳房都被按摩到。轻柔的按摩可以帮助刺激泌乳反射。

4. 在用吸奶器之前和用了吸奶器之后都用手挤几分钟奶，这样做可以将电动吸奶器的效果最大化。现在很多吸奶器有很温和地按摩刺激泌乳的一档。

5. 将吸奶器的圆形罩杯放在胸前，把乳头置于中间。确保吸奶器罩杯凸缘的大小适合自己，乳头大的妈妈需要选择大的凸缘吸奶罩杯。

6. 将吸奶器调到低吸力的档位，打开开关，放松。

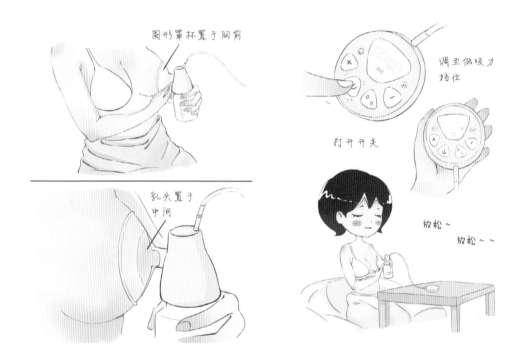

7. 可以逐渐增加吸力，只要自己不觉得不舒服即可。通常吸奶器会有一个建议的吸力，最好不要超过所使用的吸奶器的建议吸力水平。更高的吸力也许会让你吸奶更快，但是并不会增加泌乳量。

8. 持续吸奶直到乳房变软，达到大约一半的需要奶量。换到另外一边乳房，将吸力调低，然后从轻柔的按摩那一步开始，重复刚才的步骤。

9. 如果还需要更多的奶，妈妈可以左右乳房轮换吸奶，直到达到需要的奶量，也可以休息一会儿再继续左右轮换吸奶。两边乳房同时吸奶有可能会提高产奶量，并且可以节省时间。

挤奶的频率

如果完全挤奶喂养，合理的频率是每天挤奶 6~8 次，也就是每 3~4 小时挤奶一次，包括夜间。如果是刚生下孩子，在最初的几周，你可能需要挤得更频繁，每 24 小时需要挤奶 8~10 次。如果是母乳亲喂，新生儿每天至少需要喂 6 次，有可能需要喂 10~15 次那么多。

如果一开始你的奶显得不太够，你应该频繁地喂孩子，去接收孩子的需求信号，才能让你的身体产更多的奶。急着加配方奶，会让你的身体失去准确的需求信息，而无法匹配孩子需要的产奶量。

如果新生儿嗜睡，不能够通过频繁地吮吸给妈妈的身体传达信号，而你确实需要增加奶量的话，可以把孩子弄醒，让他吮吸，也可以通过挤奶的方式增加对乳房的刺激，告诉身体，加油产奶吧，孩子需要更多。

特别提醒一下挤奶喂养的妈妈，如果想要增加奶量，延长挤奶时间没有增加挤奶频次效果好。

每次挤奶的时间

妈妈挤奶需要花的时间差异比较大，这取决于她在什么时间挤、挤奶的手法、用什么吸奶器、用的吸奶器档位、妈妈奶的流速等。

很多妈妈挤奶的时间是 15 分钟左右，有的需要更长时间来挤奶，有不少妈妈觉得 30 分钟就太久了。通常建议在吸奶器吸不出奶后应该再继续挤几分钟，这样做可以刺激泌乳，引起下一波的泌乳反射，特别是当哺乳妈妈希望增加产奶量的时候，这种方法很有效。

千万不要等乳房中攒够了奶才喂奶或者挤奶，频繁地挤奶或频繁地吮吸比长时间吸奶更能刺激泌乳。

如何喂挤出来的奶

挤出来的奶可以用奶瓶、杯子或勺子喂给孩子。不论是用奶瓶、杯子还是勺子，都应该注意这些器具的消毒。

由于初乳的量比较少，可以采用勺子或者小针管（大约 1ml）喂给孩子。这样极不容易浪费掉珍贵的初乳，也不像用奶嘴那样容易引起乳头混淆。

母乳的储存、解冻和加热

母乳的储存

1. 用肥皂 / 香皂彻底清洗干净双手。洗干净的手应该用干净的毛巾或者一次性的纸巾擦干，或者用烘干机吹干。

2. 如果预计会在 2 天内喝完，可以将母乳放入冰箱的冷藏室保存。如果预计无法在 2 天内喝完，可以将母乳放入冰箱的冷冻室保存。

3. 冷冻母乳时，应该在容器顶部预留一些空间，因为冷冻后的母乳会膨胀。

4. 在冷冻母乳时，可以根据孩子一次的喝奶量分装。为了避免浪费，也可以每个容器冷冻 50ml 母乳。

5. 母乳可以装在玻璃或者塑料容器里，包括可密封的塑料袋。新挤出来的母乳应该装在干净的容器里再放入冰箱冷藏或冷冻，而不应该加到之前存放在冰箱的母乳里。

6. 给每一份挤出来的母乳贴上日期和时间标签，先喝最近挤出来的奶。如果可能，请尽量给孩子喝新鲜的奶。

7. 生病和早产住院的孩子对于母乳储存条件的要求比在家喂养的健康孩子更加严格。母乳在干净的环境中，储存在 0 ~ 4℃的冰箱冷藏室内的最长时间为 96 小时。需要注意，在不同的条件下母乳储存的时间不同，这个时间只能作为参考。

母乳的转存

1. 用隔热的容器转存母乳，如装有携带式冰盒的冷藏盒。
2. 如果冷冻的母乳融化了，应该在 4 小时内喝掉或倒掉，不要重新冷冻。

再次提醒：一定要给母乳贴上时间标签哦。

母乳的解冻和加热

1. 冷冻的母乳要尽快解冻，但不能用开水，也不要室温解冻。可以把冷冻的母乳从冰箱冷冻室移出，放在冷藏室中过夜解冻；或者把装母乳的容器放在温水（不要太烫）中轻轻地晃动直到解冻；或者先用冷水冲装有冷冻母乳的容器，慢慢增加水温直到母乳解冻并接近体温；或者用温奶器来温冷冻的母乳。

2. 应该依据孩子每次的喝奶量解冻母乳，如果本次解冻的母乳孩子没有喝完，也不要重复冷冻、加热。

3. 解冻但没有加热的母乳可以放入冰箱冷藏室存放 24 小时。

4. 解冻却没有放入冰箱冷藏室的母乳需在 4 小时内喝完；在温奶器里的母乳需要在 4 小时内喝完，如果没有喝完，则需要倒掉。

5. 如果母乳被静置，脂肪会分离并浮在表面，给孩子喂奶前轻轻晃动拌匀即可。

特别提醒：在给孩子喂奶前，要滴一滴奶在家长手腕内侧，只有温度接近体温，才可以喂给孩子喝。

吸奶用具的清洗方法

如果是健康足月产的孩子，妈妈用的吸奶器不需要专门的消毒处理，但需要清洗干净，晾干。

如果要每天多次使用吸奶器（在孩子健康的情况下），只需要每次用完后用清水冲掉奶液并清洗干净，存放在干净的容器里即可。如果有冰箱，就放在冰箱里。但24小时内至少要非常仔细地清洗干净一次。如果吸奶器每天只使用一两次或更少，那么每次用完都要仔细清洗。

吸奶器的清洗

1. 用香皂/肥皂把手洗干净，并用干净的毛巾或者一次性纸巾擦干，或用烘干机吹干。

2. 把吸奶器彻底拆卸，用清水冲洗掉奶液，并用洗洁精和热水把所有部位彻底刷洗干净。

3. 用热水冲洗吸奶器各个部件两次或两次以上，确保冲洗干净。

4. 瓶子和容器倒扣在干净的纸巾或者干净的毛巾上，盖上，等它们自然风干。在装起来之前，确保瓶子和容器已经完全晾干了。如果还有水，一定要晾干或仔细擦干。

5. 把晾干了的吸奶器具装进新的塑料袋里，或者装进干净的密封容器里，直到下次使用时再拿出来。

如何让孩子接受奶瓶

让已经习惯了母乳喂养的孩子适应奶瓶常常是很困难的。因为孩子个体差异和大人操作方式的差异，还没有任何一种方法能够确保有效。让孩子接受奶瓶的过程中，需要父母耐心尝试。妈妈可以试试以下方法。

1. 以不同于哺乳的姿势和地点给孩子采用奶瓶喂养。

2. 让家人喂，此时妈妈不能在家。可以让家人试试将妈妈贴身穿过留有气味的衣服披在胸前，抱着孩子喂。

3. 被拒绝后先安抚，再试，连续三次被拒绝则当作已经吃了一餐，等 5 ~ 10 分钟再喂（不要把喝奶当作战争，别真饿着孩子）。

4. 在哺乳时把奶瓶放在乳头旁边，趁孩子不注意迅速把乳头换成奶嘴，孩子会一瞬间因为惯性吸几口，然后才把奶嘴吐出来。

5. 不要等孩子特别饿的时候尝试，但每天都应该坚持尝试。

6. 小一些的孩子可以尝试用勺子喂。

7. 尝试用杯子喂，或者把奶嘴取下来，把奶瓶当作开口杯喂，特别是 6 个月以上的孩子；大一些的孩子可以用吸管杯、学饮杯喂。

各种颜色的母乳意味着什么

母乳是会变颜色的

母乳的颜色是会改变的。初乳通常是黄色的，非常浓稠，含有高浓度的抗体（尤其是产后 12 小时内抗体浓度最高）。在孩子出生后的第 1 周，初乳逐渐转变为成熟乳，乳汁开始变成白色。典型的母乳颜色是清澈、泛蓝、白色的。

总体上，每次刚开始喂奶时，或者挤奶挤出来的前半段母乳，是清澈的（不混浊）或者泛蓝色，被称为前奶。喂着喂着，乳汁的颜色就会随着脂肪成分的增加而变得更白，这时的奶被称为后奶。每一次喂奶或者挤奶的过程中，前奶和后奶是没有明确界限的。

乳汁并非总是白色，正常的母乳可以呈现出许多颜色。如果是亲喂，妈妈常常不会注意到乳汁颜色的改变，但如果是挤奶喂养，妈妈就可能会发现乳汁颜色的变化。

母乳的颜色改变通常都是妈妈吃的食物造成的，食物的天然颜色或者吃了有人工染色剂的食物都可能造成母乳颜色的改变。大多数时候，乳汁的颜色改变都是正常的，是完全健康的，不需要担心。

一些特殊颜色的母乳

粉色的母乳：如果妈妈吃了很多红色的食物，比如甜菜根（红头菜），乳汁就可能呈现出粉色。有时候也会因为乳头破损，乳汁中因为混有妈妈的血液而呈现粉色。

黄色或者橘色的母乳：如果妈妈吃了太多黄色、橘色的蔬菜，比如胡萝卜、南瓜等，就可以导致乳汁变黄。

绿色的母乳：如果妈妈吃了太多绿色或者蓝色的食物，比如大量的绿叶菜、海带，或者吃了由天然成分制成的维生素片，就可以导致乳汁变绿。

黑色的母乳：如果发黑的母乳是由于妈妈的血液进入乳汁导致，这种情况下的乳汁是可以正常喂给孩子的。如果发黑的母乳是由于妈妈服用药物导致，比如口服米诺环素治疗痤疮，此时的母乳能否喂给孩子，需要听取医生和药师的意见。

小舒说

很多妈妈为了孩子的健康，即使在哺乳期生病也不敢用药，生怕药物的代谢产物会随着乳汁传递给孩子。这种担心是可以理解的，事实上很多药物经过充分的临床观察，即便在哺乳期使用也是安全的，当然还有另外一些药物，则不建议在哺乳期使用。究竟在哺乳期如何用药、用什么药、是否需要暂停母乳、暂停多久，都需要医生和药师给出专业的意见。哺乳妈妈们只要牢记，生病了别硬扛，在就医时提醒医生自己正在哺乳期，那么医生就会斟酌用药了。

红色/棕色的母乳：这种颜色常常是由于乳汁中融入了妈妈的血液，或者一些血液成分。

亮白的结块：将乳汁装在瓶子或者袋子里放置一段时间，上面就可能出现亮白色的结块，这是乳汁里的脂肪成分。如果有毛毛的结块，可能提示妈妈正处于乳腺炎的初期，最好尽快解决，或者咨询医生处理。即使妈妈患了乳腺炎，她的乳汁对孩子也是安全的，是可以喝的。

乳汁中的血液

一般来说，乳汁中有血液并不代表妈妈有什么严重的疾病，但是最好请医生检查一下，排除严重疾病的可能性。

在初乳中或者产后头些天的乳汁中有血是较为常见的，可能是由于乳腺和产生乳汁的细胞生长造成的，这种情况通常不会持续超过 1 周。

乳汁呈现红色、粉色、咖啡色、棕色、黑色或者橄榄绿色，都可能是有血液进入乳汁。最常见的原因是新妈妈乳头破损（可能是由于妈妈还没有掌握哺乳的技巧，或者乳头外形不容易衔住，或者孩子舌系带过短等原因导致不能很好地衔乳）。此外，还可能是由于妈妈有乳腺管内乳头状瘤——一种长在乳腺管内壁的很小的疣状突起，在长出时可能导致出血。

偶尔孩子会因为喝了带有妈妈血液的乳汁而拉出发黑的大便，或者可能吐出带有血丝的乳汁。不管怎么样，如果孩子拉了黑色的大便，或者吐奶中有血，还是值得去检查一下，看是不是孩子自身的出血导致的。

乳汁出现不正常的口味或者气味

很多妈妈都说冰箱里存放过的奶很腥，气味怪怪的，孩子不喜欢喝，甚至担心会不会是奶放坏了。

并不是所有妈妈的乳汁储存后都会出现这种情况，但在某些妈妈身上，这种情况却可能会持续出现。这其实是由于乳汁中的一种脂肪酶将脂肪分解成了脂肪酸导致的。这些奶是完全无害的，不过确实会导致一些孩子不喜欢。如果你的乳汁会变腥，导致孩子不喝，可以用这种方法来避免：挤出来后先将乳汁隔水加热，不用加热到沸腾，加热至容器边缘冒小泡即可，降低酶的活性后再存放。

还有一个可能的原因会导致储存过的母乳气味改变，那就是母乳可能和冰箱里储存的其他食物串味了。只要你的乳汁采用正确的方法储存，就无须担心这种情况的发生。

还有一些妈妈会发现她们的乳汁有她们吃的食物的气味，比如大蒜味。无论是出现食物的颜色还是气味，这其实都是母乳喂养的好处之一，因为你的孩子会因此而提前尝试到各种食物的口味——你吃的蔬菜、水果、肉类的味道都可能让孩子提前体验到，在未来添加辅食的时候孩子更容易接受这些口味。

背奶妈妈的日常

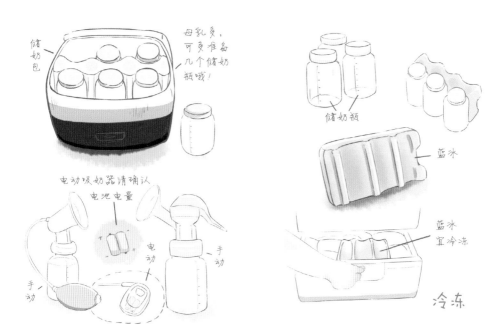

储奶包

母乳多，可多准备几个储奶瓶哦！

电动吸奶器请确认电池电量

电动

手动

手动

储奶瓶

蓝冰

蓝冰宜冷冻

冷冻

准备背奶的妈妈，一定要在前一天晚上将背奶的工具，比如储奶瓶、保温包等准备好，将蓝冰放入冰箱的冷冻室。如果你选择用电动吸奶器吸奶，请确认电池是否有电。如果乳汁比较多，建议多带一些储奶瓶备用。

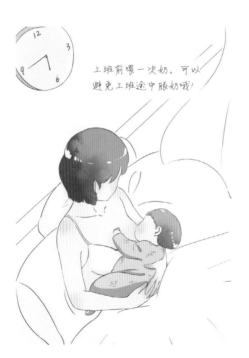

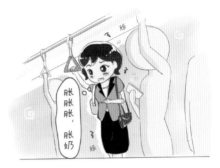

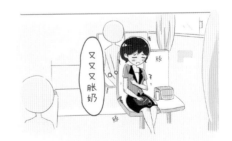

清晨上班前，最好亲喂一次孩子，既能满足孩子的需要，也能避免上班途中胀奶的尴尬。

上班后最好每 2～3 小时挤一次奶，之前用温水和肥皂／香皂洗手，并用干净的毛巾／纸巾擦干或用烘干机吹干。

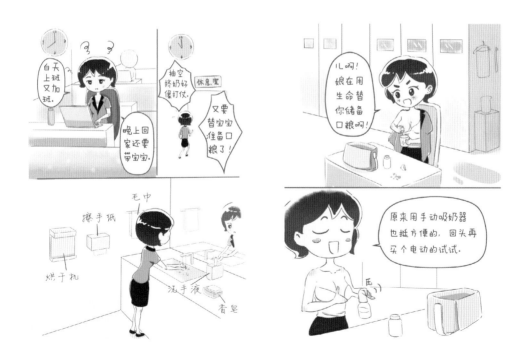

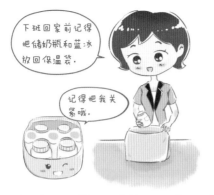

可以选择自己熟练掌握的方法挤奶，比如用手或者用吸奶器。

挤奶结束后，要及时将装着乳汁的储奶瓶放入冰箱的冷藏室或者带有蓝冰的保温包。

下班回到家后，要及时将保温包内的储奶瓶和蓝冰取出。蓝冰放入冷冻室。根据预计存放的时间，将挤出的乳汁放入冷冻室或冷藏室。注意：一定要在盛装母乳的容器上标注时间哦。

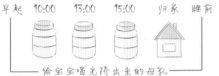

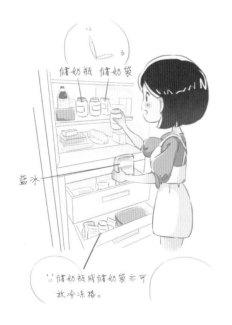

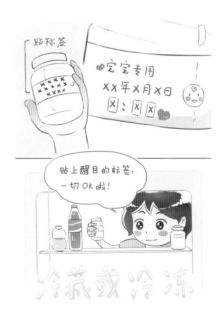

Part 11
如何纠正乳头混淆，
从瓶喂转亲喂

因为种种原因，给出生后不久的孩子使用了奶瓶或安抚奶嘴，就可能导致乳头混淆，孩子只接受奶嘴，不吸妈妈的乳头。我在最初喂养女儿的过程中也经历了亲喂困难和乳头混淆。给大家分享一段我从挤奶瓶喂转亲喂的经历吧。

瓶喂转亲喂的经历分享

正确看待瓶喂，先让孩子吃饱最重要

如何纠正乳头混淆

瓶喂转亲喂的经历分享

我的第一个孩子是 37 周出生的，出生时身高、体重都还算理想。出生后我们就立即开始了皮肤接触，除了中途我去洗了个澡，其他时间我几乎一直和孩子在一起，在出生后的 1 小时内孩子就开始了吮吸。

第一天

我的初乳很少，孩子衔乳都还好，但是她并不怎么吮吸。除了 24 小时和孩子在一起，我就靠手挤，刺激泌乳，但也挤不出几滴。

第二天

和第一天相比，孩子更加嗜睡，更不能有效吮吸了。但是由于一直有皮肤接触，也有吮吸和挤奶的刺激，我的乳房开始有了肿胀的感觉，变得很硬、疼痛。

第三天

孩子体重下降了 10.5%，出现了新生儿黄疸，需要进行蓝光照射。为了排黄疸和避免照射蓝光期间脱水，她需要更多的喂养。以当时孩子的需求量，每次至少需要喂 40ml，每 3 小时喂一次。这时我尝试了用吸奶器吸奶，发现已经下奶了（接近 72 小时），于是开始了用奶瓶喂奶。

你也许会问，为什么要在明知道有乳头混淆可能性的情况下选择用奶瓶而不是用杯子呢？现实的情况是，我要在每3小时内挤出至少40ml母乳来，在这种情况下我根本没时间睡觉，更不要说尝试各种花样喂法了，只好直接用奶瓶喂。而且刚开始乳汁不多，用杯子喂养，乳汁会漏掉一些，我挤得太不容易，所以每一滴都想让她喝到。用哺乳辅助系统可能是一个比较好的方案，但当时医院没有给予相关支持。就这样，孩子乳头混淆了。

两周

因为乳头混淆，孩子不接受我给她哺乳，两周后我去见了哺乳咨询师。哺乳咨询师看了我给孩子喂奶的方式，我们试了一遍让孩子做主的衔乳，又试了传统的衔乳。哺乳咨询师说，孩子是37周出生，面颊肌肉力量不够，吮吸力不足。不过，好在我母乳充足。那时我白天约3小时挤奶一次，夜间约4小时挤奶一次，已经能够满足孩子的喂养需要了。哺乳咨询师建议我尝试采用乳头保护罩进行亲喂，因为吮吸的口感接近奶嘴。在哺乳咨询师的帮助下，我采用了乳头保护罩，孩子竟然能吸了！哺乳咨询师建议我先使用乳头保护罩，然后慢慢试着取下乳头保护罩看孩子能不能吸住。

于是我开始用乳头保护罩每天亲喂2~3次，亲喂后继续用吸奶器吸奶，并用之前挤出的奶喂给孩子喝。其他时候仍然瓶喂，并挤奶储备。如果亲喂，我会将每次喂奶的时间控制在半小时左右，不超过1小时，这样做的原因是让孩子和我都能得到休息。

就这样，我坚持纯挤奶喂养两周多，孩子的黄疸逐渐退去，不那么嗜睡了，体重逐渐增长，肌肉也发育到有足够力量了。我能明显感觉到孩子吮吸有力了，于是开始尝试脱离乳头保护罩。在离预产期还有3天的时候，我终于亲喂成功了（只用了4天乳头保护罩）。

小贴士

乳头保护罩（又叫乳盾），通常用于乳头内陷的情况，可以将妈妈的乳头和乳晕吸出来，让孩子容易衔乳。但是它帮助我解决了孩子乳头混淆的问题，这是我之前看了很多资料和教学视频也没有找到的方法。如果乳汁足够的话，这种方法是很可能有帮助的。

使用乳头保护罩（乳盾）的注意事项如下。

1. 选择适合自己乳头大小的乳头保护罩。可以多买几个试试，看什么大小和款式最适合你。

2. 使用时，把乳头保护罩凹进去那里翻出来，再往乳头上套，尽量多装进一些乳晕。

3. 戴上乳头保护罩可能削弱孩子对乳头的吮吸刺激，减少泌乳量。因此，乳头保护罩不宜长期使用。

一开始我无法成功亲喂的可能原因

1. 孩子面颊肌肉力量不足，嘴张不大，吮吸很轻。

2. 衔乳可能是主要的问题。孩子不能含住乳晕，无法有效吮吸。我在成功实现亲喂后的至少两个月内，孩子的衔乳都需要我动手帮助，每次要花几分钟才能让她正确吸入乳晕。

3. 新生儿很容易嗜睡，加上新生儿黄疸会让孩子更加嗜睡一些。我的孩子头顶有 2 个血肿，也是加重她黄疸和嗜睡的因素。

因为以上的原因，孩子吮吸得不够好，在后来的一段时间，我只好挤奶用奶瓶喂她，她因此出现了乳头混淆。孩子只接受奶嘴，拒绝亲喂。

所幸，这些问题都随着孩子喂养充足、黄疸消退、变得精神机敏、吮吸有力而得到解决。当孩子面颊肌肉有力了，就能够稳稳地吸住乳晕，也能够有力地吮吸到乳汁了。

正确看待瓶喂，先让孩子吃饱最重要

在查找资料中，我发现很多和我孩子一样的提前出生的孩子、低出生体重的孩子，他们的妈妈在亲喂的过程中都遇到了和我一样的困难，很多妈妈在不得已的情况下也会选择用瓶喂作为过渡的方式。但是国内的哺乳咨询师和相关论坛对于瓶喂母乳很不支持，在指导上更强调要让妈妈放弃瓶喂转亲喂，而非指导妈妈如何正确地瓶喂。我看到很多纠正乳头混淆的文章第一条就是立即停用（或减少用）奶瓶。可是，如果立即停用奶瓶，亲喂的困难仍然存在，孩子就只能饿肚子了。

其实，就算妈妈希望亲喂，但在能够成功转亲喂前，为了确保孩子奶量充足，可能也是需要瓶喂一段时间的。

相比之下，国外母乳喂养资料中涉及挤奶喂养的部分均包括如何挤奶瓶喂。澳大利亚的母乳喂养协会网站以及相关宣传手册都有专门针对瓶喂的分类介绍和指导。

在实现亲喂之前，孩子不能有效吮吸刺激泌乳，如果妈妈不坚持挤奶，奶量根本无法保证。在我当时的情况下，孩子吮吸力不足，亲喂几乎喝不到奶，孩子一直哭闹，睡不好、长不好，还有黄疸。如果我当时直接放弃奶瓶喂养，执着于亲喂，可能需要花费更长的时间孩子的喂养才能步入正轨。

挤奶瓶喂和亲喂并不冲突，在国外大多数哺乳妈妈都会选择亲喂和瓶喂相结合的方式。安排好你和孩子的时间，规律喂养的同时保证充足的喂养，是你们共同健康的保证。

如何纠正乳头混淆

学习正确的哺乳姿势和衔乳方法。

在实现亲喂之前，妈妈要掌握好奶瓶喂养的方法、挤奶方法和母乳储存等相关知识，保证持续而充足的奶量。

挤奶喂养并不会损伤乳腺，你只需要确保用和亲喂一样的挤奶频率来刺激泌乳。每天至少挤奶 6~8 次，产后第 1 个月的挤奶频率可以更加频繁。

如果孩子出现乳头混淆，可以试试用乳头保护罩来过渡到亲喂。

妈妈需要极大的耐心，要不断尝试亲喂。有时候孩子会拒绝，这是正常的，妈妈不要太过急切。当孩子拒绝的时候，妈妈应该停下来，暂时不要试，更不用每天试。不要着急，只要能够保证充足喂养，给孩子和自己足够的时间，一定能够实现亲喂。

Part 12
母乳喂养和辅食添加

不同程度的母乳喂养

6 个月前是否需要额外喂水

发生在 6 个月前的一些特殊情况是否需要喝水

6 个月前需要喂奶以外的其他液体吗

所谓厌奶期是怎么回事

出现以下情况，是否应该添加辅食

添加辅食的方案

先给奶还是先给辅食

辅食量和奶量

便秘还是攒肚子

孩子添加辅食后便秘如何处理

母乳应该喂多久

孩子非常恋奶，不爱吃辅食怎么办

不同程度的母乳喂养

母乳的营养和生物免疫功能给孩子提供的不光是 6 个月，很可能是终身的健康保护！出生头 6 个月的纯母乳喂养对孩子现在和将来的健康和发展都有着非凡的意义，对母亲的健康也有着很好的影响。

世界卫生组织及各国权威机构都建议纯母乳喂养至 6 个月，随后添加辅食，并继续母乳喂养至 2 岁甚至更久。

可能有人会问："纯母乳喂养是什么意思？喂了水或蔬菜汁、果汁、葡萄糖水等还算纯母乳喂养吗？"我们先来看看世界卫生组织对于"母乳喂养"是如何定义的。

纯母乳喂养：在婴儿生命最初的 6 个月内不喂给除母乳之外的任何食物或饮料，甚至不喂水。但婴儿能够摄入口服补液盐、滴液和糖浆（维生素、矿物质和药物）。

主要母乳喂养：婴儿的主要营养来源为母乳，但婴儿也会摄入水和以水为基础的饮品（糖或有味道的水、菜汁等）、口服补液盐、滴液和糖浆（维生素、矿物质和药物），不喝母乳以外的奶、奶制品，以及其他食物。

辅食母乳喂养：喂母乳和其他任何饮品（包括非母乳的乳品），固体、半固体食物，药物等。

部分母乳喂养：喂了一些母乳，还有其他食物或者饮品（包括非母乳的乳品）。我们常常说的"配方奶和母乳混合喂养"就属于部分母乳喂养。

曾母乳喂养过：至少喝过一次母乳或者初乳。

奶瓶喂养：用奶瓶喂任何饮品，也包括母乳。配方奶喂养、配方奶和母乳混合喂养以及挤奶喂养（背奶）都属于奶瓶喂养。纯母乳喂养、主要母乳喂养等都可以同时是奶瓶喂养。

虽然纯母乳喂养真的很难做到，即使是主要母乳喂养也很辛苦，但是为了孩子现在和将来的健康，我们还是提倡给 6 个月内的孩子真正的纯母乳喂养！

研究数据

美国儿科学会最新的关于母乳喂养的报告（2012 年）称，如果纯母乳大于 4 个月，孩子第 1 年由于下呼吸道感染导致的住院率可以减少 72%，呼吸道合胞病毒细支气管炎的严重程度（住院时间和在医院吸氧）可以减少 74%。纯母乳喂养不足 6 个月（4 ~ 6 个月）的婴儿，比起纯母乳喂养到 6 个月的婴儿，患肺炎的风险增加 4 倍。

比起完全没有喝母乳的孩子，喝母乳的孩子（包括部分母乳喂养）患中耳炎的风险将下降 23%。如果是纯母乳喂养 3 个月以上，患中耳炎的风险将减少 50%。纯母乳喂养至 6 个月，孩子患严重感冒和耳部及咽喉感染的风险可下降 63%。

2016 年著名医学杂志《柳叶刀》上发表的母乳喂养的综述中也再次阐明了母乳喂养对孩子有很强的防病作用。纯母乳喂养婴儿的死亡率仅是配方奶喂养婴儿死亡率的 12%。一些研究还发现，在 6 个月前未母乳喂养的婴儿的死亡率是有过母乳喂养婴儿的 3.5 倍（男孩）和 4.1 倍（女孩）。对于 6 ~ 24 个月的孩子，母乳喂养过的那些（包括部分母乳喂养），死亡率比起未母乳喂养的孩子下降 50%。

6 个月前是否需要额外喂水

纯母乳喂养的孩子，6 个月前不用喂水，因为母乳的成分中 80% 左右都是水，可以全面地满足 6 个月前孩子的营养需求，包括水分。

但在孩子满 6 个月，开始添加辅食后，可以在餐后喝几口清水清洁口腔，保护牙齿的健康。

孩子的奶和食物中都含有水分，如果不口渴，或者观察孩子的小便是无色或淡黄色的话，就不需要额外喝许多水。如果孩子缺水，特别是 1 岁前，要首先考虑孩子的奶量是否充足，然后才考虑喝水。

给小朋友喝水，一定是喝温度适合且干净的白开水，而不是果汁或其他甜饮料。这样有助于养成孩子良好的饮食习惯，避免肥胖和龋齿。

配方奶喂养的孩子在添加辅食前也没有必要喂水，因为合理冲调的配方奶是模仿母乳的，其中主要成分也是水，能够满足孩子所需的水分和营养。

发生在 6 个月前的一些特殊情况是否需要喝水

6 个月前孩子便秘是否需要喝水

母乳喂养的孩子在添加辅食前通常不会出现便秘。当配方奶喂养的孩子出现便秘，首先应该核实配方奶的冲调方法是否正确，水的比例是不是足够。如果冲调比例正确而孩子仍然便秘，与其稀释配方奶（可能影响到营养摄入），不如考虑换一种配方奶。

6 个月前孩子感冒、发热是否需要喝水

在 6 个月前，纯母乳喂养的孩子如果感冒、发热，多喂奶就好了，无须额外喂水。母乳中含有多种免疫因子，也含有充足的水分，效果不比喂水更好吗？虽然每天喂 10～20ml 水不会影响孩子的奶量，但却毫无必要，因为母乳可以满足孩子对水分的需求，且比水更安全、更营养。

配方奶喂养的孩子感冒的时候也只需要喂奶，而不需要额外喂水，因为合理冲调的配方奶其中主要成分也是水。

6 个月前孩子腹泻是否需要喝水

腹泻的家庭护理以补液为主，如果是母乳喂养的孩子，继续母乳喂养，喂奶喂得更频繁一些，在每次喂奶之间可以给孩子一些口服补液盐。

如果孩子是配方奶喂养，也可以每次少量给配方奶，但增加喂养频率，同时少量多次喂孩子喝口服补液盐。在孩子腹泻期间最好不要更换配方奶，除非是医生的建议。

注意：口服补液盐一定要按照说明书来冲调和饮用。

6个月前需要喂奶以外的其他液体吗

6个月前不建议给孩子喂水或蔬菜汁、果汁等非母乳饮品，原因如下。

★ 母乳中含有充足的水分，足够满足孩子对水的需求。

★ 喂其他饮品如不能保证各个环节的卫生和消毒，可能增加孩子腹泻的风险。

★ 喂了水或其他饮品会减少孩子喝母乳的量，而母乳中所含的营养才是孩子最需要的。

★ 大量饮水会给孩子本来就娇弱的肾脏造成负担。

★ 喝果汁容易让孩子拒绝喝白水，容易导致肥胖和龋齿。

★ 蔬菜水同样会减少孩子喝母乳的量。

小贴士

在安全的前提下，喂什么都是允许的，但希望家长知道什么是对孩子最好的：喂水问题不大，但是毫无好处，徒增风险，得不偿失。

所谓厌奶期是怎么回事

很多家长会发现三四个月的孩子奶量变少了，让人非常担心，这被有经验的家长定义为厌奶期。这种 4 个月左右到来的所谓的厌奶期是怎么回事，应该怎么应对呢？

其实，孩子并不是真的厌奶了，他仅仅是不需要喝那么多奶了。

三四个月后孩子的生长会减缓，6 个月后会更加减缓，1 岁后，体重增加就更慢了。出生后的第 1 年孩子大约会增加 6.5kg 体重，其中 4kg 多是在头半年增长的，后半年只有不到 2kg 的增长，而在 1 岁后，大约每年会增长 2kg 体重。

0~12 月龄孩子每月体重正常增长

月龄	每月体重增长
0~3 月龄	600~800g
3~6 月龄	460~600g
6~12 月龄	280~360g

生长是非常消耗能量的事，到了三四个月后，因为生长速度减缓，生长耗能减少，活动量（运动的能耗）还没有那么大，孩子的奶量需求可能出现暂时性减少，也就是所谓的厌奶期。

出现以下情况，是否应该添加辅食

喝奶变少了，是否应该添加辅食

如果孩子可以坐稳，对成人食物感兴趣，能够看准食物并抓稳送进嘴里，推舌反射也已经消失，就可以尝试添加辅食。如果孩子还没有发育到以上描述的程度，不要过早添加辅食。如果判断孩子奶量确实不够，应该想办法增加奶量；如果孩子在出现添加辅食的信号前突然食量增加，也应该考虑增加奶量而不是提前添加辅食。

孩子被证实贫血，是否应该添加辅食

如果孩子被证实贫血，应该找到贫血的原因并进行有针对性的治疗。如果是因为缺铁导致的，可以考虑用适合婴儿的铁补充剂，而不是提前添加辅食。

美国儿科学会建议母乳喂养和以母乳喂养为主的孩子从 4 个月开始补铁，直到有充足的富含铁的饮食为止。因为口味不好，婴儿对铁剂的接受度很差，还有可能引起便秘。这个建议目前还存在争议，是否补铁需要考虑孩子的具体情况。

添加辅食的方案

添加辅食的时间

6个月左右是目前公认的适宜添加辅食的时间，原因如下。

1. 对大多数孩子而言，母乳或者配方奶能够满足6个月前的全部营养需求（包括水）。

2. 在出生后头几个月里，孩子的消化系统还不能处理除奶以外的食物。在3个月以内，孩子体内还没有胰淀粉酶（负责消化淀粉类物质），6个月内胰淀粉酶还不足。过早添加辅食，孩子并不能很好地消化。

3. 有研究发现，如果孩子过早添加辅食，可能会延长孩子接受辅食的时间。如在三四个月添加辅食，可能需要六七周，甚至七八周孩子才能接受新食物；在6个月左右添加辅食，孩子可能只需要一周甚至几天就能接受新食物。

4. 某些疾病发生风险的增加可能与婴儿过早和过晚添加辅食有关。比如说孩子过早加辅食可能会比较容易受到细菌感染或者病毒感染，过晚加辅食会影响营养。但每个孩子可能都有其特殊性，具体到某个孩子，什么时候添加辅食可以参考个体化添加辅食的信号。

个体化添加辅食的信号

长得瘦小不是添加辅食的信号，长得很大个也不是添加辅食的信号，孩子食量增加可以补充一些奶量，也不是添加辅食的信号。孩子可以添加辅食的信号如下。

1. 能够较为稳定地控制头颈部，在有支持的情况下可以坐稳，比如可以靠在椅子上，并且能坐好。

2. 对成人食物有强烈的兴趣，比如大人吃东西时孩子会盯着食物看。

3. 具有一定的眼－手－嘴协调能力，能够看见食物，伸手来抓，有时候能够抓准，并且能准确地放入嘴里。

4. 当你用勺子喂食时孩子会张开嘴，而不再用舌头顶出食物。

绝大多数孩子都要 6 个月左右才会出现以上信号。所以大多数孩子应该在 6 个月左右添加辅食。

先给奶还是先给辅食

很多父母觉得应该在孩子饥饿的时候添加辅食，但刚开始加辅食的孩子在特别饿的时候反而不太能接受新食物。因为刚开始加辅食的孩子还不知道辅食能够充饥，只知道喝奶可以满足进食的需要。所以在孩子饥饿时，他只会因为一心想着喝奶而拒绝辅食。

最好在孩子不困也不饿，心情愉悦的时候尝试辅食。在刚开始给孩子添加辅食时，可以先喂一些奶，让他不太饥饿，又有接受辅食的空间。如果吃过辅食后还没吃饱，可以再补充一点奶。

等孩子能够接受辅食，知道辅食能充饥的时候，可以先给孩子添加辅食，然后再喂奶，直到孩子吃饱。

当孩子辅食接受得很好了，可以单独靠辅食吃饱一餐，则可以逐渐将奶和辅食的时间分开。可以根据孩子的作息设定一个相对固定的时间吃辅食和喝奶，规律的生活习惯对孩子更有好处。

辅食量和奶量

添加辅食的时候，不需要刻意把奶和食物分开，它们都是食物，一起吃也不会导致消化问题。

刚吃辅食的孩子，一开始可能吃得很少，可能只吃半勺，或者 1~2 勺。这时，孩子是吃不饱的，所以尝试过辅食后要给孩子喂饱奶。根据自己孩子的情况，慢慢地增加辅食的量，可以逐渐代替一餐奶、两餐奶、三餐奶。到孩子 1 岁后三餐就应该以家庭食物为主，奶只作为饮食搭配的一部分了。

6 个月前：孩子平均每天奶量为 780~800ml。

6~12 个月：孩子平均每天奶量为 600ml，并且随着辅食量逐渐增加而减少。比如开始加辅食的时候，奶量会逐渐从 800ml 减到 600ml，当孩子接近 1 岁的时候，奶量可能不足600ml。

1 岁后：建议孩子平均每天奶量为 360ml（一杯半）。这个奶量完全能够满足幼儿的钙需求，一直到青春期钙需求才会大大增加（青春期的孩子需要每天 3 杯奶，720ml 左右）。需要注意的是，奶量的减少是一个循序渐进的过程，并不是突然减少的，在过渡的阶段要给孩子提供丰富的辅食。

一些孩子会比较恋奶，在不影响辅食均衡的情况下，奶也可以喝得更多一点，但到 1 岁后每天不要超过 950ml，2 岁后每天不要超过 500ml。5 岁后，在孩子进入青春期前，随着孩子钙需求变大，可以逐渐增加一些奶量；进入青春期后，平均每天需要大约 750ml 奶或者相应的奶制品来满足他们的钙需求。

便秘还是攒肚子

　　母乳喂养的孩子一天拉几次，或者很多天不拉都是很常见的，并不一定意味着拉肚子、乳糖不耐受，或者便秘。

　　母乳喂养的孩子很多天不拉大便多半是攒肚子，而非便秘。便秘是指大便干硬，排便引起痛苦不适。也就是说，便秘和大便频率无关。

　　纯母乳喂养的孩子几乎不太可能出现便秘。很多孩子在排便的时候都会出现不舒服的表情（扭曲着小脸或者哭闹），这是很正常的反应，是他们还不习惯大便这件事，而不是表明他们排便痛苦。硬的、干燥的大便通常出现在配方奶喂养，或者添加辅食后的孩子身上。

　　未添加辅食的配方奶喂养的孩子如果出现便秘，可以咨询医生考虑换一种配方奶（更接近母乳蛋白质比例及含量）。

孩子添加辅食后便秘如何处理

摄入足够的膳食纤维

孩子每天需要摄入的膳食纤维量大约是他们的年龄 +5（g），比如 7 岁的孩子每天应摄入 12g 膳食纤维。

为了预防孩子便秘，在为他们制作米糊、婴儿面的时候，父母可以尽量用糙米、五谷杂粮、燕麦等为原料，或者直接把这些膳食纤维含量高的食物作为孩子的主食。

孩子 7 个月后就可以逐渐增加一些颗粒食物了，不要总是给他们泥糊状食物，哪怕是蔬菜、水果，以泥糊状的形式提供，其中的膳食纤维也会被严重破坏。

在孩子 8 个月左右，父母就可以给他们手指食物了。具体的提供时间，一些孩子可以更早一些，一些孩子可以更晚一些，但不要晚于 10 个月。适时为孩子提供手指食物，不仅是为了预防便秘，更重要的是孩子需要机会学习咀嚼，哪怕他们还没有长出牙齿，用牙龈一样可以学习和练习咀嚼。如果一直给孩子泥糊状食物，在他们 1 岁以后会更容易出现进食困难。

摄入充足的水分

充足的水分有利于粪便软化，让其更容易排出。尤其是在已经出现便秘和增加膳食纤维摄入的情况下，需要多喝水，帮助大便排出。

6～12 个月的孩子平均每日的奶量约 600ml，这也是孩子主要的水分来源。除了奶之外，每餐之间可以给他们喝一些白水。

鼓励孩子多动

鼓励小宝宝多爬、多动。如果是 6 个月内还不会爬的孩子，可以让他们躺下，父母在保障安全的前提下举起他们的脚，做类似蹬自行车的运动。

对幼儿来说，把体育锻炼融入游戏中（如丢手绢、老鹰捉小鸡、跳房子等）是个不错的选择。

不要忽略便意

当身体发出信号想要排便时，不要忽视便意。大人要告诉孩子当感觉有便意的时候就马上去上厕所，最好让他们有充足的时间轻松排便。如果孩子因为如厕训练不适应而发生便秘，建议将如厕训练推迟到 4 岁以后进行。

咨询医生

在调整了生活习惯后，如果孩子的便秘仍然没有改善，可以尝试用药，但最好有专业医务人员的指导。大部分针对便秘的药物都可以在三天内起效。一些情况下，需要低剂量的药物维持治疗一段时间。

特别提醒：除非是医生开出的处方，否则不建议给孩子使用通便药物。

母乳应该喂多久

母乳喂养，是不是喂得越久越好呢？有没有证据提示，喂多久母乳对孩子最好？

从目前的研究结果来看，母乳喂养的好处并不是无限地随着哺乳时间而递增。很多研究结果都类似于这样：母乳的保护作用是哺乳时间越长，效果越好。但是超过 9 个月，或者超过 11 个月，母乳的保护效果就不再会增加了。

这类研究的结果并不是一个真理，只是一个提示：在一定时间范围内，哺乳有着重要的健康意义，超过这个时间范围，不再有额外的好处，或者说仍然有好处，但较微小而难以测量出来了。这个时间范围，综合很多哺乳和疾病的研究结果来看，是 1 岁左右。

1 岁后，孩子可以吃家庭食物了，食物几乎变得和成人一样丰富了，母乳不再是主食，它的营养意义自然退居二线。

这就是为什么美国、澳大利亚关于母乳喂养时间的建议是：至少母乳喂养至 1 岁。1 岁后，尊重妈妈和孩子的意愿，继续喂到妈妈或者孩子不想要母乳了为止。

世界卫生组织建议母乳喂养到 2 岁或更久，因为这是更广范围的建议，包括对发展中国家。在卫生条件差、很多儿童营养不良的情况下，即使在 1 岁后，母乳也是最安全的且能提供相对全面营养的食物。1 岁后选择继续母乳喂养，仍然是目前为止最安全的决定。

我曾经就"母乳喂到多久是最好的"这个问题和我的教授讨论过（他是《澳大利亚婴儿喂养指南》的主编）。他说，1 岁后母乳仍然能够提供很好的蛋白质和其他营养，但是营养也许已经不再是主要的了，继续哺乳的意义，更多是因为哺乳带来的心理安抚和母婴间的亲密感。

孩子非常恋奶，不爱吃辅食怎么办

如果孩子非常喜欢喝奶，不爱家庭食物，可以考虑适当限制奶量。因为奶富含蛋白质，饱足感相对于其他液体会更强烈，所以喝奶太多可能会影响到孩子吃别的食物的胃口。

可以试试在孩子饿的时候先提供辅食，如果有家人帮忙的话，母乳喂养的妈妈可以在这个时候回避一下。当准备的几种辅食都尝试过，孩子都不再吃了之后，再提供奶。

注意，只是通过提供辅食和奶的先后顺序，或者给的次数（少量多次地，多给孩子几次吃辅食的机会）来适当地限制奶量，当孩子只渴望喝奶时，不用拒绝给孩子喂奶。有研究发现，拒绝给孩子喝奶或者断奶虽然可以增加孩子吃辅食的量，但是增加的量并不能和减少母乳导致的营养损失相抵（得不偿失）。换句话说，如果你的孩子不喜欢吃辅食、吃得很少，你还不给孩子喝够奶的话，只会进一步限制孩子的营养。所以，要掌握好限制的度。

如果孩子是母乳喂养，一定要注意给孩子添加高铁辅食，包括猪牛羊、禽类、鱼虾等肉制品以及豆制品等。肉类中所含的铁非常易于人体吸收。

如果孩子有用奶瓶喝奶的习惯，可能会更容易喝到过多的奶，对牙齿的健康也有一定的风险。建议孩子在 6 个月后，开始学习使用杯子喝奶（是的，他可能喝不好，但是请给孩子机会学习、练习）。1 岁后最好可以戒断奶瓶，喝奶仅仅作为孩子的丰富食谱中的一种食物，可以早起或者睡前喝一杯，或者在餐后喝一点作为补充。

在 1 岁后，如果孩子仍然非常喜欢喝奶，家庭食物摄入不足，可以通过转移注意力、限量提供等办法尽量将奶量控制在 500ml 以内。同时注意提供其他丰富的食物，如多样化的蔬菜、水果、谷物、肉类、豆类等，多留心孩子的食谱，确保孩子有吃到一些富含铁的食物。

如果孩子喜欢自己动手吃，可以鼓励他们这样做。如果你担心孩子因此吃得太少，可以和喂食结合。通常孩子在 8 个月后就可以接受手指食物了。尽可能在 10 个月之前给孩提供需要咀嚼的食物，抓住学习咀嚼的敏感期，锻炼他们的咀嚼能力。你现在所做的给予手指食物的努力，可能帮助孩子在未来吃得越来越好。研究表明，在 10 个月前添加需要咀嚼的颗粒食物，可能减少孩子 15 个月后的进食困难。

无论是喜欢喝奶，还是喜欢吃辅食，都可以根据孩子的饮食特点、喜好，提供能够满足他们营养需求的食物。

大自然给我们那么多丰富的食物，不是因为每一种我们都必须要吃，而是让我们有更丰富的选择。逐渐地为孩子搭配蔬菜、水果、蛋白质类（猪牛羊、禽类、鱼虾等肉制品以及豆制品等）、奶制品以及富含淀粉的食物。先确保孩子的食谱中包含以上大类，再慢慢扩充更丰富的食物，搭配得更加多彩。

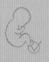

Part 13
断夜奶，并非一场必胜的战役

断夜奶的过程可能并不顺利，甚至有时还会出现倒退，但请妈妈不要为孩子不能睡整觉而焦虑，耐心一点，给孩子一点时间，越接近孩子自己的那个节点，断夜奶会越容易。断掉夜奶的总原则是，在听从孩子需求的基础之上，为妈妈和孩子争取更多的睡眠，而非一场必胜的战役。

温和减少婴儿夜奶的四种方法

为幼儿断夜奶的三种方法

断夜奶的六大技巧

孩子喂配方奶能睡得更久吗

可能导致孩子频繁夜醒的情况

是不是断了夜奶就能一觉睡到天亮

温和减少婴儿夜奶的四种方法

三四个月前的孩子，胃容量较小，夜里频繁吃奶很正常，同时频繁吮吸也有利于母亲产更多的奶；三四个月以后，一些孩子开始睡整觉，一次睡眠的时间长达 5 小时或更久。

像学会走路、自主如厕一样，睡整觉对孩子来说可是一个成长的里程碑，这有一个过程，但每个孩子的情况不同，有些孩子仍然习惯在夜里频繁吃奶，这让很多妈妈疲惫不堪。

母乳喂养并非必须全天候无限量、无限时供应，为了保证妈妈和孩子的睡眠，妈妈可以选择为孩子断掉夜奶，白天的母乳喂养仍然可以为孩子提供足够的营养和免疫。

减缓不适

出牙：出牙的不适在夜间往往会更加明显，因此孩子会想通过频繁地吮吸来缓解疼痛。通常不建议针对出牙不适用药，好在出牙的不适只是暂时的。

合适的室温：空调、暖气该用就用，做好保湿与空气流通就可以。另外，可以给孩子使用睡袋。

增大白天的喂养量

在孩子能接受的情况下，白天每 3 小时喂一次甚至每 2 小时喂一次母乳都可以，尽量让孩子在白天多喝点奶。孩子越大，白天吃奶可能会越不专心，因此一些孩子在夜间反而会吃更多，有研究表明，一些大月龄的孩子夜里的奶量可以达到一天奶量的 1/4。

为了解决这个问题，可以在白天喂奶的时候找一个安静的房间，关上门窗、拉上窗帘，尽可能减少干扰。如果孩子还是吃得不专心，妈妈可以边喂边轻搓孩子的手或脚，或者温柔地唱歌、念诗。总之，就是让孩子能平静、专心地吃奶，慢慢试，总会找到适合孩子的方法。

试着改变入睡前的喂养

一些孩子夜间醒来是因为饿，那么可以在睡前吃一些更扛饿的食物，或者喝饱奶。孩子入睡前，至少每一个或者两个小时喂一次母乳。一些妈妈一次只喂一边乳房，这样孩子可以吃到脂肪含量更高的后乳，也更扛饿，但是在达到供需平衡之前，妈妈尝试此方法需谨慎，以免造成没有喂的那一边乳房乳腺阻塞甚至是乳腺炎。当孩子夜里醒来之后，则尽量只喂另外一边，同样也是为了让孩子喝到更多的后乳。

一些孩子（尤其是 6 个月以下的孩子）在吃固体辅食后夜间会睡得不踏实，那可能是孩子的肠胃还不能适应。因此，对于这类孩子要尽量避免在入睡前的一餐中吃辅食或者少吃一点，等孩子大一些了再慢慢尝试，而且有研究表明，引入更扛饿的固体辅食并不会让孩子睡得更久。

根据孩子的情况安排夜间喂养

每次夜醒的时候应该尽量让孩子多喝点奶。但是注意，妈妈要细心观察，孩子到底是因为饿，还是因为其他原因夜醒。如果孩子只是哼唧几下，不要立即喂奶，观察孩子是否能自己重新入睡。如果孩子不能自己重新入睡，也不要着急先喂奶，但要及时做出回应，比如拥抱、轻拍、摇动，实在不行再喂奶，尽量拉开喂奶的间隔时长。

为了保证夜间的睡眠，妈妈可以参考一下不同月龄的孩子的喂养特点来安排夜间的喂养。

一般来讲，新生儿的喂养间隔时间为 2 小时或更频繁（需要频繁吮吸来产奶，加上此时孩子生长发育迅速但胃容量小，需要更频繁地喝奶），但夜间如果孩子不醒，妈妈就要好好休息，每 4 小时叫醒喂奶。

1~3 个月的孩子喂养间隔时间为 2~3 小时，如果孩子不醒来，可以不用叫醒喂奶，除非奶量不足，也可以每 4 小时叫醒喂奶。

3 个月以上的孩子喂养间隔时间为 3~4 小时，如果孩子不醒来，可以不用叫醒喂奶。

很多 4 个月以上的孩子夜间可以连续睡五六个小时，一些 7 个月以上的孩子可以连续睡 10 个小时。

让孩子自己决定喝奶与否，大人不要主观认为孩子夜里不会饿也不会渴，大人有时候也会起来喝水吃东西。

为幼儿断夜奶的三种方法

人为创造夜奶障碍

孩子喝完奶后，将其放回小床，如果是同床睡，则放在离妈妈远一些的地方，妈妈穿上难脱的睡衣（可以穿睡眠文胸）。

如果孩子夜醒只是寻求慰藉，则可以让爸爸来安抚孩子，拥抱、抚摸、喂水或者仅仅是躺在孩子身边温柔地搂着他，妈妈则可以到另外的房间去休息。

加强白天的亲密接触

白天多抚摸和拥抱，如果白天孩子被忽视或得到的抚慰不多，晚上就想通过吮吸妈妈的乳房来和妈妈亲密接触，这是一种补偿。二胎妈妈和在外工作的妈妈尤其要注意。

温柔地劝导

对于大一点的孩子，妈妈可以告诉他"太阳下山以后，妈妈和宝贝说晚安，'neinei'也要睡觉，天亮后才可以再喝奶哦。"也许最开始孩子还不能完全理解，但是每天都这么告诉他，孩子自然就会接受了。

对于18个月以上的孩子，妈妈可以直接拒绝。当孩子夜里要吃奶了，妈妈要尝试坚定地说不，告诉孩子等天亮了才能吃，但前提是妈妈能够把握孩子的真实需求，到底是饿了还是需要安抚。如果孩子仅仅是需要安抚，妈妈可以轻抚他的背部，搂住孩子，给他喝点水，温柔地哼唱安抚等。

断夜奶的六大技巧

夜里喂挤出来的奶

妈妈如果有一台好用的吸奶器，可以提前将奶吸出来冷藏好，这样妈妈可以睡整觉，夜里让其他人喂奶。有的孩子夜里一次可以吃到 180～190ml 的奶，吃完可以继续睡五六个小时，这中间即使醒来，因为之前喝得很饱，所以也不会首先想到要喝奶。

喝迷糊奶

妈妈睡之前可以喂一次孩子，如果孩子睡着了，就尽量让孩子喝迷糊奶，这样可以让妈妈多睡一会儿。大多数孩子在这个时候不会彻底醒透，但对于"睡眠困难户"的孩子来讲，还是不要尝试了。无论采用何种方法，总的原则是为妈妈和孩子争取更多的睡眠，如果喝迷糊奶让本已经睡着的孩子清醒了，就得不偿失了。

提前哄睡

尽可能在孩子过于疲倦之前安抚他，哄他入睡。孩子通常会越疲倦越兴奋，家长多观察，善于发现孩子疲倦的信号，比如打哈欠、揉眼睛等，在入睡窗口前哄睡。

调整全家的作息安排

孩子白天睡觉的时候，家长也趁机睡一会儿。妈妈带娃的时候，爸爸休息，爸爸陪玩的时候，妈妈就休息，轮番上阵，不要一起耗着。总之，尽量在保证孩子睡眠的同时，家长也多睡点。

陪伴孩子睡觉

有人陪在身边，一些孩子会睡得踏实一些，当你不睡的时候，可以陪着孩子直到他睡熟，或者在他易醒的时间节点陪着，时刻准备着帮忙"接觉"。陪着孩子睡觉，或是奶睡孩子并不是不可纠正的坏习惯，等孩子长大了，这些问题都会克服。

同室不同床

孩子自己睡小床是最安全、最理想的。家长可以把婴儿床靠着大床侧的栏杆拆掉，拼在一起，这样大人和孩子睡觉既可以互不干扰，也方便妈妈夜里起来喂奶（不用下床走动）。也可以像我家一样，孩子自己睡一张铺在地上的大床垫，我可以去她的床上把她哄睡，再回自己的床上睡觉（我不愿意和她一起睡，她很容易醒，我不想睡梦中碰到她，弄醒她）。在确保安全的前提下，孩子睡哪里、怎么睡等睡眠的安排并没有一个固定的形式，取决于怎样能让孩子和家长睡得更好。

孩子喂配方奶能睡得更久吗

一些妈妈认为，喂配方奶的孩子夜里睡得比较好，因为配方奶比较扛饿。其实这是因为：首先，奶瓶的安抚效果比不上乳房，孩子夜醒也不会想要吃奶瓶安抚；其次，孩子用奶瓶吃奶会比较快，大人看到奶吃光了就会把奶瓶取出来，而母乳亲喂则做不到；再次，奶瓶很多时候都是定时喂养，不容易和孩子的"困点"撞车，母乳亲喂因为喂养更加频繁，因而更容易遇到孩子的睡眠窗口期，这样就让孩子养成了喝奶入睡的睡眠联想。可见，能不能睡更久，和是否喂配方奶没有关系。

可能导致孩子频繁夜醒的情况

过敏

对食物、环境过敏或是有湿疹（会痒）的孩子更容易夜醒。这种情况需要针对原因进行改善，比如找到过敏的食物并在一段时间内不要尝试。湿疹导致的频繁夜醒需要注意皮肤的保湿和护理，必要时咨询医生。

胃食管反流

喝奶有可能帮助孩子减轻因为反流造成的不适，所以孩子会想要喝更多的夜奶。对于胃食管反流，如果没有影响到孩子正常的生长发育，最好的处理是不要处理。由于胃食管反流是会随着成长自愈的，目前的研究综述发现，用药的效果并不理想，反而可能带来一些副作用。但如果是影响到生长发育的严重胃食管反流，则应该带孩子看儿科医生，在某些严重的情况下可能需要手术治疗。

疾病

中耳炎、感冒、各种疹子都可能影响孩子的睡眠，当孩子夜醒频率增加，家长就应该警惕并尽早排除疾病的可能。

是不是断了夜奶就能一觉睡到天亮

很多人会告诉你，千万不要奶睡，不要和孩子一起睡……一旦养成习惯就再也改不过来了。对于这些话，妈妈千万不要相信，喂奶只是孩子人生中非常短暂的一段时光，更别说奶睡，只要母乳喂养，奶睡就是再自然不过的方式，不用刻意避免。但是要注意不要等孩子完全睡熟了再拔出奶头，创造出更多的睡眠联想，可以使用安抚巾、哼唱同一首催眠曲，让孩子逐渐学会自己入睡。

频繁夜醒的孩子确实很磨人，家长除了身体上的疲累，还有心理上的焦虑（比如担心孩子睡不好影响生长，担心这种日子没有尽头），但家长要认识到一点，无论我们做什么或者什么也不做，孩子终究会睡整觉的，不管用什么方式断夜奶，总的原则都是在尊重孩子需求和生长发育规律的基础之上，尽可能保证全家人的睡眠。

我家妞妞就是个"睡眠困难户"，之前每晚都要醒个八九次，想想那段时间的经历，真的可以用"血泪史"来形容。但是从八个月开始，妞妞终于没有频繁夜醒，一觉睡了五个小时，激动得我当时就失眠了，高兴得不知所措（胸好胀，要不要抓起来喂奶呢）。在她 15 个月的时候，她终于睡整夜了！虽然之后睡整夜就重复了一次，并没有夜夜整睡，但是我坚信，这是一个开始，是黎明的曙光！

最后，如果你正在被频繁夜醒的孩子折磨，也许你做了很多也无济于事，就想想我曾经的经历，不是说安慰人最好的方式就是让他知道有人比他更惨吗？

Part 14
断奶：如何和母乳喂养温柔地说再见

回望这一段和孩子共同走过的哺乳时光，有多少辛苦，就有多少幸福。如今，到了和母乳喂养说再见的时候，我们当然希望能给这段美好的时光一个温柔的告别。不要难过，孩子，妈妈和你一起做这个告别，到了成功的时候，妈妈祝贺你的独立，也会为你的成长感到欣慰。

什么时候开始断奶最好

什么时候最好不要断奶

自然离乳——孩子做主的断奶

妈妈做主的断奶

为一岁以内孩子断奶的方法

为一岁以上孩子断奶的方法

断奶的七大技巧

断奶后的营养如何保证

断奶通常需要花多长时间

不需要断奶的九种情况

断奶和避孕

什么时候开始断奶最好

　　严格来讲，自然的断奶过程其实是从孩子吃母乳以外的食物，即添加辅食开始的。辅食对营养提供的重要性越来越高，逐渐取代了母乳的主食地位，直到完全取代了母乳。不过大多数人认为的断奶是当孩子喝母乳变得很少，直到不再喝奶这个阶段。

　　世界卫生组织和中国营养学会建议母乳喂养到 2 岁或以后，一些发达国家，如美国、澳大利亚建议母乳喂养到至少 1 岁，1 岁后如果妈妈或孩子愿意，可以继续母乳喂养。

　　什么时候断奶，这是你和孩子的决定。你可能要考虑断奶是不是对你的家庭最好，比如当你需要重新回归工作，可能会认为奶瓶喂养更加方便、更适合照顾孩子。

什么时候最好不要断奶

　　如果出现这些情况，可以考虑再晚一些断奶。

如果担心过敏

　　纯母乳喂养 6 个月可能预防湿疹、牛奶过敏和哮喘。母乳是最不容易过敏的食物，也是最可能预防过敏的食物。如果担心孩子过敏，可以考虑母乳喂养得更久一些。

为了保证妈妈和婴儿的营养，一般情况下不建议哺乳妈妈忌口。除非明确地发现每当妈妈吃了什么东西，就会导致孩子出现过敏症状，才忌口那种食物。

如果孩子身体不舒服

比如孩子生病了，最好延缓断奶计划，直到他完全好起来。如果妈妈生病了，也可以考虑推迟断奶，在妈妈和孩子身体都健康的时候断奶可能会更轻松一些。

如果家里有大变故

最好不要在家里有大的变故的时候断奶，比如家里最近搬家、妈妈最近换工作、孩子出牙，或者照顾孩子的情况有较大的改变，最好推迟断奶的时间直到生活重新平稳、有规律起来。

自然离乳——孩子做主的断奶

有一些孩子会自己决定断奶，开始不喜欢喝母乳，直到某天起他不再要求喝母乳了。有时候，妈妈还计划着再享受一段抱着孩子在怀里哺乳的亲密时光，孩子就自己要断奶了，这种情况比较少，可能会让妈妈感到很沮丧、难过。

让孩子做主的断奶，对于孩子而言，在情感上是最轻松的，没有挣扎和负面的情绪。妈妈需要做的仅仅是"不主动，不拒绝"，不要主动去挑起孩子喝奶的兴趣，但是如果孩子想要喝也不拒绝。这不是一种快速断奶的办法，但是可以确保孩子的需求被完全满足。

妈妈做主的断奶

有计划的断奶

妈妈可能会计划在孩子 6 个月时，或者 12 个月、18 个月、24 个月时断奶，或者当妈妈计划重新回归工作前断奶。

随着孩子一天天大起来，很多妈妈会觉得有点受不了了，特别是孩子非常恋奶，尤其是在夜间非常恋奶，妈妈可能会考虑断奶。

再次怀孕

虽然这不是必需的，但是考虑到孕期可能出现一些身体的不适，更容易疲劳，有可能孕吐，乳房也可能变得敏感，很多哺乳妈妈再次怀孕后会决定断奶。

健康问题

有一些哺乳妈妈会因为一些身体的健康问题而被建议断奶，尽管很多时候这不是必需的，但是妈妈也可能因为治疗而不方便再喂奶。

为一岁以内孩子断奶的方法

给予额外的安抚

母乳喂养本是妈妈和孩子的一段共同经历，如果断奶这个决定是妈妈单方面作出的，就需要给孩子一些额外的安抚，让他能够顺利过渡到奶瓶或杯子喂养，或者接受别的奶制品。除了母乳喂养，还有很多安抚孩子情绪的方法，比如讲故事、唱儿歌、做游戏、户外活动、抚触按摩等。多给孩子一些一对一的专属时间，用心陪伴他。

提前做出计划

如果妈妈有一个明确的要断奶的时间，那么最好提前 1 个月开始安排新的作息，留出 1 个月的时间来让自己和孩子适应，并且做好一些孩子出现倒退的准备。

慢慢来

当妈妈决定断奶，最好的方法是慢慢来，慢慢地缩短喂奶的时间、减少喂奶的次数，这样孩子可以习惯新的作息和新的食物，妈妈的身体也能慢慢适应减少产奶，预防胀奶（乳房肿胀不适或疼痛）。

如果妈妈断奶断得太快了，乳房可能会被乳汁充盈、胀奶，很不舒服，这时就需要挤出一些奶，避免乳房肿胀发炎，也可以冷敷乳房帮助消除肿胀和不适。

注意，在妈妈感到胀奶时，挤奶的目的只是缓解不适，所以千万不要挤太多，不然产奶量反而会因此增加。

特别提醒

在断奶后，妈妈的乳房可能会出现包块，并持续 5～10 天。硬的包块可能是阻塞的乳腺或者是乳腺炎的前兆。如果出现这种情况，试着按摩肿块，或者挤出少量奶，可能有所缓解。如果肿块持续存在，并且出现疼痛，或者妈妈出现流感症状，应尽快去看医生。

从容易被忽略的一顿开始停

刚开始启动断奶程序的时候，先停掉孩子最不在意的那一顿母乳，然后每周或者每几天再断掉一顿母乳。孩子可能对晨起第一顿奶和每晚最后一顿奶很依恋，那时候他们最需要安抚，所以一早一晚的奶可能是最难断掉的，妈妈可以最后断掉一早一晚的母乳喂养。

可以用挤奶喂养来过渡

妈妈可以用杯子或奶瓶喂挤出来的母乳取代母乳亲喂，也可以在白天先从亲喂转为奶瓶喂养，或者用杯子喂挤出来的奶，但夜间仍然亲喂。记住，具体怎样实施取决于妈妈和孩子。

用奶瓶或者杯子喝奶

如果是第一次给孩子用奶瓶，不要在孩子非常饿的时候尝试，习惯了母乳亲喂的孩子在非常饿的时候会一心想着喝妈妈的奶，妈妈需要很多耐心来让孩子接受奶瓶。一开始可以用流速慢的奶嘴来尝试，如果一开始就给流速快的奶嘴，孩子可能无法很好地适应和母乳喂养时不同的奶的流速。

如果是 6 个月以上的孩子，可以学着用杯子喝配方奶，或者妈妈可以先用奶瓶喂，再转为用杯子、小碗等器具。如果孩子能够接受用杯子喝奶的话，直接用杯子。建议孩子 6 个月后开始学习使用杯子喝水、喝奶，12 个月后戒掉奶瓶，因为过久地奶瓶喂养可能带来一些健康问题，比如龋齿、牙齿咬合问题以及更容易喝过多的奶而引起缺铁性贫血。

让家人来帮忙

让爸爸、爷爷、奶奶、外公、外婆来帮忙。如果孩子拒绝妈妈给他奶瓶或者杯子（孩子可能看到妈妈就无法接受竟然不能在妈妈怀里喝母乳这件事），国际母乳协会建议，可以试试妈妈不要出现在孩子周围，看孩子能不能接受由其他家人给奶瓶或杯子喂奶。一开始孩子可能在妈妈不在场的情况下更愿意接受奶瓶或杯子。或者，由妈妈来给奶瓶或杯子，但改变喂奶的地点或姿势，比如妈妈在卧室哺乳，但在客厅给奶瓶；以不同于哺乳的姿势抱孩子。如果尝试后孩子不接受，安抚他的情绪，过十几分钟或半小时再母乳喂养，下次再尝试用奶瓶或者杯子喂。

小舒说

孩子的年龄决定了他断奶后是喝配方奶还是牛奶，如果年龄在 12 个月以上，孩子可以喝全脂鲜奶，而 12 个月前的孩子断母乳后只能喝配方奶。

为一岁以上孩子断奶的方法

采取"不主动、不拒绝"策略

母乳仍然能给幼儿提供一定的营养和免疫方面的保护，但对于学步儿童来说，对母乳喂养情感上的依赖可能大于营养的需求。一些妈妈希望母乳喂养得更久，让孩子以自己的速度慢慢走出婴儿期。

对于大一些的孩子，限制喂奶的量和次数是可行的。可以考虑不要给他喂某一顿奶，看他什么反应，妈妈可以采取"不主动、不拒绝"策略。在吃过午餐或者辅食后，孩子可能会比较容易被日间别的活动吸引，自然而然地忘记了这顿奶。当妈妈成功地停掉一顿奶，就可以开始停另外一顿。

给孩子一些时间

给 1 岁以上的孩子断奶，妈妈需要慢慢改变孩子的日常作息。慢慢来，仍然是最好的断奶方式。每周或者每几天减少一顿母乳，从一天喂几次，到一天喂一次，最终变为几天喂一次，直到再也不喂了。

和孩子沟通

1岁后的孩子能够理解的话常常比他们能够说的话要多。先和孩子沟通，让他对于减少母乳喂养有所准备，知道很快就需要不再喝母乳了。妈妈可以指着那些不再喝奶的大孩子对他说"有一天你也会长大，像哥哥姐姐一样，不再喝妈妈的奶了。"多表扬他，比如"哇，你长大了！今天一上午都没有喝奶了呢！"

如果妈妈再次怀孕，乳头会变得敏感，此时可以告诉孩子。很多大孩子会同意只吸几口，在妈妈怀里躺一会儿，然后一起看绘本，或者吃点喝点别的东西。这种方法可以用来让孩子学会推迟喝奶，帮妈妈避免一些不方便喂奶的尴尬时刻。

断奶的七大技巧

如何断掉早晨的奶

如果妈妈是和孩子一起睡的，他每天早上都习惯要喝母乳，妈妈可以试试比他先起床。如果你已经穿好了衣服，并且把他的早餐准备好了，他可能会愿意直接吃早餐，然后一起玩，忘掉这顿奶。如果有其他大孩子或者家人在，可以帮妈妈让孩子分心，忘记喝母乳。

如何断掉日间的奶

日间的奶可能是最容易断掉的。试着让孩子做点别的事情，忘掉喝母乳。可以给孩子立下规定，只有在家，吃完饭才可以喝母乳，其他时间都不行（当然，妈妈可能需要一些时间来让孩子适应这个新的规定，一顿母乳一顿母乳地减少）。给孩子一些别的健康零食和饮料来代替喝母乳，比如水果、酸奶等。有一定沟通和理解能力的小朋友会比较容易适应。

孩子平常要喝奶时，妈妈应该小心地观察孩子，在他感到无聊、困倦之前换别的活动。妈妈也可试着给孩子一些新食物，比如冰冻酸奶、水果奶昔，或者他喜欢吃的健康零食来转移注意力。

缩短喂奶的时间

如果妈妈总是让孩子一直喝奶到自己松口，或者完全睡着，可能会需要更长的时间来让孩子接受即将要断奶的事实。现在要妈妈来控制喝奶的节奏，不再由着孩子了。试着用一些有趣的活动让孩子停下喝奶，比如"不喝了，我们去公园玩秋千吧"，或者，"我们只喝一点奶哦，然后我们去找小伙伴玩。"大一点的孩子可能会接受喝奶时间的缩短。

不再喂奶到睡着

如果孩子有奶睡的习惯，睡觉时喝的奶可能很难戒掉，因为如果不喝奶，孩子可能不午睡、晚上很晚不睡觉，或者夜里醒来很难再重新入睡。逐渐延长睡前喝奶到上床睡觉之间的时间，慢慢把喝奶－睡觉这个联系断开。

开始着手新的哄睡方式，比如在没有床的房间喂奶，喝好奶再去床上睡觉。妈妈仍然可能要喂奶，让孩子放松，但在接近睡着的时候，加入新的活动，比如去和所有家人道晚安、听睡前故事、轻轻拍拍。这可能需要一个过程，睡眠问题和喝奶问题搅和在一起，进步不可能在朝夕间发生。

穿不方便喂奶的衣服

可以考虑把妈妈的哺乳衣收起来，当妈妈和孩子外出时，穿难以喂奶的衣服。尽量避免在孩子面前脱衣服，看到乳房会让孩子想起喝奶这件事。

让家人帮忙照顾孩子，孩子经常会对不同人有不同的要求，看到妈妈就想喝奶，但和别的家人在一起玩可能会让孩子更容易接受别的食物和活动。

考虑孩子的吮吸需求

如果孩子确实有吮吸需求，先用奶瓶喂可能比直接接受杯子更容易。在整个断奶的过程中，多考虑孩子的需求和尊重他的节奏是非常重要的。

不要拒绝喂奶

在孩子非常想要喝奶的时候拒绝喂奶，反而会激起他喝奶的兴趣，让他重新燃起喝奶的渴望，执着地要求喝奶，出现退步。

如果孩子想要喝奶，妈妈就喂，然后在他平常喝奶的时点继续采取转移注意力的方式，给他喜欢的辅食、和他玩游戏、给他喜欢的玩具……让他忘掉这顿奶。

断奶后的营养如何保证

如果妈妈要在 1 岁前给孩子断奶，可以喂挤出来的奶，或者配方奶，在孩子 1 岁前不要直接喝鲜奶。

6 ~ 12 个月的孩子平均奶量为每天 600ml，制作辅食的奶量也应该计算在内。对于 1 岁以后的孩子，美国、英国、澳大利亚、中国的权威机构建议的奶量，从 250ml 到 500ml 不等，除了液态奶，其他的奶制品也可以计算在内。

对于已经添加辅食的孩子而言，丰富的家庭食物需要成为营养的主要来源，而奶制品是重要的钙营养来源。尽管奶制品也提供了优质蛋白和多种维生素，但这些营养素都可以通过丰富的家庭食物获得。

断奶通常需要花多长时间

断奶需要花费的时间，取决于妈妈采取的方式，和孩子的适应程度或者说孩子是否已经准备好。有的妈妈几天就断掉了，有的几周，有的几个月。但是要注意，太快地断奶可能让孩子很难过，也可能引起妈妈身体的不适，比如乳房肿胀难受。

母乳喂养是妈妈和孩子共同完成的事，要断奶，需要适应的也不仅是孩子。对于孩子的成长，妈妈可能会感到难以适应、非常留恋，甚至有一点失落和伤感，但也要往好处看，为孩子的独立感到高兴。断奶的确是一个很情绪化的过程，和其他有过经验的哺乳妈妈交流可能会让你好过一点。

不需要断奶的九种情况

有时候妈妈会被迫断奶，尽管她和孩子都还希望继续母乳喂养。对于以下情况，断奶不是必需的。

咬乳头

当孩子出牙后可能会在哺乳时咬妈妈的乳头，这并不意味着妈妈需要采用断奶的方式来解决。可以给孩子一些磨牙玩具或者磨牙饼干，在不专心喝奶时及时让孩子松开乳头（把手指放入孩子牙龈间让他松开嘴）。当孩子咬乳头时，捏他的鼻子他会自然松开乳头。妈妈应该尽可能保持淡定，不要突然大叫或者发火，孩子可能被吓到而拒绝喝奶。

拒绝吮吸

孩子拒绝吮吸乳头可能只是暂时的，妈妈可以试试换一个喂奶姿势，挤一点乳汁到孩子嘴里鼓励他喝奶。如果这样做效果不明显，还可以尝试边走边喂、喂奶时放点背景音乐、在摇椅里喂奶、在孩子快睡着时喂迷糊奶、用母乳制作辅食、减少辅食的量等方法来改善。

孩子生病

母乳可以给孩子提供很多免疫保护因子，可能让生病的孩子更快恢复。母乳喂养也是非常好的可以安抚孩子情绪的方法。如果孩子住院治疗，妈妈可以考虑挤奶送去医院。如果医院不允许送奶，妈妈也可以挤奶冷冻起来，维持一定的挤奶频率以保证奶量，等孩子出院后再继续母乳喂养。

母乳的质和量

妈妈可能听说或者感到母乳越来越少了，或者认为母乳的营养不如之前了，或者乳汁看上去很清，像水一样。

尽管母乳中的一些脂肪酸和水溶性维生素受到饮食的影响，但是脂肪、蛋白质、乳糖等宏量营养素的含量在人与人之间是没有差异的，也不受到饮食的影响。每个妈妈母乳的营养都能够满足孩子的需求。只要妈妈注意均衡饮食，正常吃饭，真的不用担心母乳的营养问题。

也许随着孩子长大，妈妈的奶量真的变少了，但那是随着孩子的需求减少而减少的，如果孩子需要更多，他会更加频繁和更久地吮吸，妈妈的奶量仍然能够喂饱孩子。

妈妈生病

很多药物都可以在哺乳期安全地服用，很多疾病也不需要断奶。如果妈妈有健康问题，或者需要服药，请咨询医生、药剂师，专业的母乳喂养支持机构也会给妈妈用药和哺乳的建议。

恢复月经

妈妈即便恢复月经，仍然可以继续母乳喂养。在月经期间，泌乳量可能会减少，但可以通过增加哺乳次数和哺乳时间来解决这个问题。月经结束后，奶量就会恢复。

再次怀孕

即便妈妈再次怀孕，只要腹中的胎儿是健康的，妈妈感到身体能够承受，就可以继续哺乳。尽管哺乳会影响受孕，但研究发现，一旦受孕，哺乳不会影响胎儿的发育。怀孕可能会让妈妈的乳汁变少，不过在孕后期，妈妈的身体就会开始分泌初乳了，大宝可能有机会再喝一次非常珍贵的初乳。

重返职场

对于需要重返职场的妈妈，可以考虑用背奶的方式继续母乳喂养，或者保留上班前和下班后的母乳喂养。

周围人的压力

随着孩子一天天大起来，周围的人会开始和你说："哎呀，还在喂母乳呀，已经没有营养了！这么大了还喝奶呀，羞不羞哦……"对于这些话，能忽略就忽略，不能忽略时，妈妈可以坚定地告诉他们"中国营养学会和世界卫生组织都建议母乳喂养到2岁以后！母乳中含有不少抗体，孩子可能少生病哦！"

断奶和避孕

　　母乳喂养有一定的避孕效果，让妈妈不那么容易受孕，特别是在纯母乳喂养、孩子还未加辅食、妈妈还未来月经、孩子还需要喂夜奶时。此时妈妈的激素可能需要一点时间才能完全恢复到产前的状态（不哺乳的状态）。一些女性在减少了夜间哺乳后就恢复排卵了，而有一些妈妈停止哺乳后大概需要几个月才能恢复排卵和月经。

　　当妈妈开始给孩子断奶，哺乳的避孕作用也会削弱，所以要开始重视避孕。如果妈妈考虑口服避孕药，需要注意以下问题。

　　复合成分的避孕药：在孩子还在喝母乳期间就可以开始吃复合成分的避孕药（雌激素和黄体酮），这是安全的。这种复合成分的避孕药可以帮助降低母乳的产量。

　　口服避孕药：如果吃的是小剂量口服避孕药，你需要特别注意，每天都要在固定的时间服药（3小时内）。最好咨询妇产科医生或者专业药剂师，请他们指导你服用口服避孕药。

Part 15
配方奶和牛奶喂养

考虑到母乳喂养对婴儿和母亲的巨大好处，健康工作人员都应该极力宣传母乳喂养，但是配方奶在某些情况下也是需要的。如果需要喂配方奶，父母也需要获得相关的支持。如果妈妈出于某些原因决定不喂母乳，她的意愿也应该被尊重和支持。如果无法获得母乳喂养，唯一适合的、安全的、可以满足 12 个月前婴儿主要营养需求的是配方奶。

配方奶的营养成分

如何挑选配方奶

五种特殊配方的婴儿奶粉

预防婴儿过敏

奶瓶喂养建议：孩子需要多少奶

用奶瓶如何按需喂养

养成好的瓶喂习惯

奶嘴的选择

奶瓶消毒的四种方法

孩子多大可以开始喝鲜奶

喝鲜奶好还是配方奶好

一岁后应该喝多少奶

配方奶的营养成分

母乳能够增强孩子的免疫力，对孩子的保护作用是长期而持续的，可以减少很多疾病的发病率，如肺炎、腹泻、过敏性疾病等。母乳是孩子无法取代的最理想的食物。

配方奶的配方是以母乳为参照的。中国市场上的所有婴儿配方奶都需要遵守相关的标准，含有合理的营养。

和母乳相比，配方奶少了什么

配方奶一直将母乳的成分作为设计其配方的参考，但是配方奶中缺乏很多母乳中的成分，包括多种生物活性成分、胆固醇、聚胺类、游离氨基酸和酶类。

配方奶在生产过程中的消毒环节也会轻微改变牛奶蛋白的结构，因而缺失掉物种间交叉的抗感染保护。

和母乳相比，配方奶多了什么

比起母乳，一些成分在配方奶中的含量会相对高一些，比如铁。这其实是因为母乳中的铁吸收率很高，是 50%~70%，而配方奶中铁的吸收率仅为 10% 左右。为了弥补吸收率的不足，配方奶需要添加更多的铁才能达到近似母乳的吸收转化量。

一些成分在母乳中天然欠缺一些，比如维生素 D、维生素 K。母乳中的营养成分吸收率很高，但也确实有可能存在不足。这些营养素不足的原因并不相同，也并非所有的母乳喂养的孩子都会缺乏，应对方式也不一样。在孩子出生后，可能医院就会为孩子口服或注射维生素 K 来预防不足，而维生素 D 通常的建议是口服补充，每天 400IU。配方奶中就强化了这些营养素。

母乳中一些营养素的含量会因为妈妈的饮食而有很大差异，比如碘、DHA，而配方奶由于是固定的配方，不存在这种差异。配方奶喂养的孩子只要不换配方奶，获得的营养成分含量就是稳定的。对于这些会受到饮食影响的成分，哺乳妈妈应该注意合理的饮食，或者服用为哺乳期设计的营养补充剂来避免出现母乳中营养的欠缺。

总而言之，比起未改造的鲜牛奶以及早年生产的配方奶，现代配方奶降低了蛋白质和电解质水平，添加了铁和维生素（包括维生素 A、B 族维生素、维生素 C、维生素 D、维生素 E 和维生素 K）以及其他一些营养素的含量。

尽管对于现代配方奶的研究还在进行着，配方奶依旧不太可能复制出母乳中的多样的营养和活性因子，也不太可能复制出每次母乳喂养过程中的营养成分的变化。

如何看待商家关于配方奶的宣传

无论在国外，还是在国内，配方奶的生产和销售方都会把配方奶吹得天花乱坠。很多配方奶都声称"最接近母乳""最适合孩子"，有奶粉商甚至鼓吹中国妈妈的体质不一样，母乳中蛋白质含量显著高于其他国家妈妈的水平，中国孩子的配方奶应增加蛋白质含量。这样的广告词，您看看就行了，千万别当真。

既往的可信度高研究（哺乳妈妈服用营养补充剂的研究、针对哺乳妈妈跨地域和种族的研究）结果均显示：母乳中的宏量营养素，如蛋白质、总脂肪、乳糖含量，在每次哺乳时都会发生变化，也会随着哺乳期的延续而发生变化，但是在不同的人种之间却非常一致，也几乎不会受到妈妈饮食和营养状况的影响。母乳中的脂肪酸（如 DHA，沿海地区的妈妈饮食摄入的 DHA 高一些，母乳中的 DHA 含量就会高一些）和一些微量元素的含量，特别是可溶于水的维生素的含量，和妈妈的饮食具有相关性。

　　蛋白质含量有可能受到什么因素影响呢？妈妈乳汁中的蛋白质含量是会发生变化的。对于早产孩子，妈妈乳汁中的蛋白质含量会显著高于正常足月产孩子妈妈母乳中的蛋白质含量。对于正常足月产孩子，在出生 4~6 周后，妈妈母乳中蛋白质含量会下降，如果孩子喝的母乳多，妈妈产奶多，母乳中的蛋白质浓度就会少一些。然而配方奶没有办法模仿母乳的营养变化，只能将各种营养成分设定为固定含量，这也能部分解释为什么比起配方奶喂养，母乳喂养的孩子不容易肥胖。

　　那么为什么配方奶中的蛋白质含量会选择比母乳高呢？这是因为配方奶中的蛋白质是以酪蛋白和乳清蛋白为主的。牛奶中的酪蛋白和乳清蛋白的比例大约为 80：20，而母乳中的酪蛋白和乳清蛋白比例大约是 40：60。由于牛奶的氨基酸成分和母乳不同，所以需要更高的蛋白质水平来满足最低量的必需氨基酸水平，特别是色氨酸水平。

此后陆续有相关研究表明，为了让配方奶喂养的孩子和母乳喂养的孩子发育近似，在满足必需氨基酸水平的前提下，配方奶中的蛋白质含量应尽可能接近母乳。人类母乳中的蛋白质含量是每 100ml 1～1.1g，而牛奶中的蛋白质含量是每 100ml 3.3g。市场上配方奶的蛋白质含量都能够满足最低的必需氨基酸水平（不会造成营养不良），但是蛋白质总含量有的高、有的低。蛋白质含量低的配方奶是更接近于母乳水平的，可不要听商家忽悠买蛋白质含量高的配方奶。

小舒说

关于婴儿喂养和发育的研究表明，母乳喂养的婴儿在 12 个月时更瘦。在欧洲开展的一个关于更低的蛋白质水平的配方奶的随机对照试验发现，更高蛋白质含量的婴儿配方奶会导致小朋友头两年体重更重，但是身高却不会更高。婴儿低蛋白质摄入可能降低超重和肥胖的风险。此后，许多欧洲的配方奶品牌改进了配方，将总的蛋白质含量降低了。

如何挑选配方奶

虽然不同品牌配方奶中的营养成分含量有高有低，但是都在国家标准之内，标准之内都是安全的、能够满足婴儿营养需求的。不同配方奶品牌之间的营养成分差异比起配方奶和母乳的差异简直太小了，可以忽略不计。

大家既不要相信网络上"代购"塑造的海外配方奶"高大上"的形象，也别把国内配方奶生产商的广告宣传当回事。每个国家都有不同档次的配方奶，每种配方奶都有这样那样的不足，没有最好的和完美的配方奶。

到目前为止，在世界范围内，并没有证据表明，如果不能够母乳喂养，哪种配方奶对于健康的足月产婴儿更好。所谓"有机奶"也只是商业噱头，尽管有一些研究证据的支持，但很多营养成分的功效常常被商家夸大。

家长需要知道以下情况。

在医院里，医生使用的配方奶并不意味着它是最好的配方奶。

可以给孩子换同一阶段不同品牌的配方奶，但是要注意，经常换配方奶会容易搞错冲调比例，不能准确调配（因为不同的配方奶可能有不同的冲调量指导）。

一段配方奶中的蛋白质比值，酪蛋白和乳清蛋白的比例为 40∶60，是接近于母乳的容易消化的一个比例。二段配方奶中的总蛋白含量会高一些，酪蛋白所占的比例也会更高，消化起来会慢一些（会比较扛饿）。

可以给 6～12 个月的婴儿用二段的后续配方奶，但这不是必需的，也没有研究表明用二段后续配方奶有什么优势。营养素过低、过高都不好，而满足健康需求的营养素含量是一个范围。尽管一段、二段的配方奶营养含量不同，但是它们实际上都在能够满足营养需求的范围内。在一定范围内，营养素的高高低低并不会影响到健康结果。

有证据表明，在满足最低特定氨基酸水平的条件下（市场上合格的配方奶都能满足），选择更低蛋白质水平的配方奶会更好。

三段、四段的配方奶适用于1岁以上的孩子，它们的商业宣传是比牛奶更有营养，因为添加了一些维生素和矿物质。但是，三段、四段配方奶不是必需的，这个阶段的孩子已经可以吃丰富均衡的食物了，也应该以丰富均衡的食物为主，并通过家庭食物来获取那些维生素和矿物质。同时这个年龄段的孩子可以开始喝鲜奶了。虽然鲜奶比配方奶少了一些维生素及矿物质（如铁），但是具有低糖、低热量的优点。

小贴士
挑食、偏食及吃素的孩子

6个月后，有的父母担心孩子因为挑食、偏食导致营养素摄入不足，所以选择继续给孩子喝配方奶。但如果存在挑食、偏食的问题，应该注重培养起孩子良好的饮食习惯，这时可以用配方奶作为过渡，也可以选择牛奶加上营养补充剂。

出于宗教信仰或者其他原因，如果孩子吃素，家长可能会发现6个月后孩子很难通过足够的蔬菜获得需要的铁，在这种情况下，家长需要为孩子提供富含铁的配方奶。

长链多不饱和脂肪酸是配方奶中可以选加的成分，不是必需的。它们被认为对婴儿的大脑和眼睛发育有帮助。母乳中天然含有长链多不饱和脂肪酸（特别是 DHA 和 AA），不过人体自身合成的量很少，母乳中的这些长链多不饱和脂肪酸的含量会受到妈妈饮食的影响。配方奶中添加的 DHA 和 AA 是不是能够起到和母乳中同样的作用，或者说是不是能够有效地吸收，目前还不清楚。目前的研究结果是混合的：有的研究表明对婴儿健康有好处，有的显示没有好处。由于它应用的历史相对较短，关于它的研究和评估还在继续，目前认为在配方奶中添加 DHA 和 AA 是安全的。

　　益生菌、益生元也是配方奶粉中可以选加的成分。益生菌是可能帮助孩子消化系统健康发育的好细菌，而益生元可以为好细菌提供一个促进它们生长的环境。益生菌和益生元存在于母乳中，一些益生菌种可能被加进配方奶中，比较常见的是双歧杆菌和乳酸菌。目前对于给婴儿配方奶中添加益生菌、益生元的研究还比较有限，用什么菌种、需要加多少量、用多久、是否有短期或长期的效果，这些都需要进行进一步的深入研究。目前认为它们添加在配方奶中是安全的。

　　乳铁蛋白在一些国家被允许加入配方奶中，有一些国家还没有批准。和很多添加成分一样，尽管母乳中含有乳铁蛋白，也有证据表明母乳中的乳铁蛋白具有健康意义，配方奶中额外添加乳铁蛋白也可能是有好处的，但是又有风险评估发现从牛奶中提取的乳铁蛋白和母乳中的乳铁蛋白有区别，且和最终在配方奶中的形式又可能有所不同。那么，添加提取的乳铁蛋白的安全性和它在配方奶中的稳定性如何，以及如果可以添加，需要限制到多少量，可能还需要进行进一步评估。

有特殊医疗状况的孩子，比如牛奶蛋白过敏、严重的胃食管反流等，需要咨询医生，在医生的指导下选择特殊配方奶。

小舒说

了解配方奶的配方可能有助于家长作出选择，但是不要过分相信广告的宣传。好的配方奶差异不大，配方成分都在尽可能地模拟母乳；不好的配方奶各有各的不好。不过，只要是符合国家标准的配方奶，都是安全的，能够满足孩子的营养需求。

购买配方奶是一笔不小的家庭开销，选择什么配方奶很多时候也需要根据家庭的实际经济情况来决定。

五种特殊配方的婴儿奶粉

牛奶配方奶比大豆、山羊奶或者改变了乳糖的配方奶更适合大多数健康的足月产孩子。只有在孩子被医生明确诊断出有特殊的健康问题时，孩子才喝这些为有营养问题的婴儿设计的特殊配方奶，并且应该在儿科医生的指导下应用。

因为轻微的湿疹、过敏、不舒服或妈妈的担忧而更换配方奶的种类（比如普通配方换至水解配方），通常没有任何好处。

小舒说

用以牛奶为基础的婴儿配方奶喂养至孩子 12 个月。

如果婴儿因为医学的、文化的或者信仰的原因，不能喝牛奶配方的配方奶，特殊配方的奶粉需要在医生的指导下使用。

水解配方奶

水解配方奶，是以牛奶配方奶粉为基础，将大多数蛋白质改变成更小的粒子，有可能改变过敏性疾病的发展。但是对于那些有严重过敏史的婴儿，喝这类水解配方奶比起普通牛奶配方奶在能够减少婴幼儿时期过敏的证据方面仍然不足。多数针对水解配方奶的研究，其研究对象都是具有高过敏风险的婴儿，而不是绝大多数普通婴儿，而用水解配方奶得到的好处也很微小。目前还需要更多针对低过敏风险婴儿的随机对照试验来得出结论。

特别提醒

目前的研究证据并不支持用深度／部分水解了牛奶蛋白的特殊配方奶来预防儿童后期及成年后的过敏，而将它们用于管理婴儿的功能性胃肠病的证据也非常缺乏，而且此类配方奶的广泛应用可能会降低母乳喂养率。深度／部分水解的配方奶对预防儿童后期及成年后的过敏是否有益，尚待进一步研究。

澳大利亚皇家医学院建议，没有母乳喂养的，已经确诊有牛奶过敏或者牛奶蛋白不耐受的婴儿，用深度水解配方奶喂养。

大豆配方奶

并没有充分的证据表明大豆配方奶可以有效地预防有家族史的孩子的过敏症，并且长期使用可能让遗传性过敏症的状况变得更糟。一个系统评价得出这样的结论：大豆配方奶不应该用于预防有很高过敏风险的孩子出现遗传性过敏症。当孩子不能母乳喂养，并且有过敏家族史，或者牛奶蛋白不耐受时，是否可以喝大豆配方奶来预防过敏和食物不耐受，还需要进一步的研究来确定。

澳大利亚皇家医学院对于大豆配方奶的建议如下。

★ 12 个月以内的没有母乳喂养的婴儿应该喂婴儿配方奶，而不是喂给更大的孩子和成人喝的豆奶。

★ 早产儿不应该喂大豆配方奶。

★ 对于有甲状腺功能紊乱的婴儿，应该考虑到大豆配方奶对甲状腺素替换治疗的干扰。

★ 关于大豆配方奶的一些特殊考虑：大豆异黄酮对婴儿神经内分泌可能有生理上的影响。并没有临床或者科学证据支持这些成分是有害的，但是也没有长期的研究总结大豆配方奶对婴儿的安全性。用大豆配方奶来控制半乳糖血症是合适的。对于那些因为文化或者信仰原因不能饮用牛奶配方产品的婴儿，给他们喂大豆配方奶可能是适宜的。

山羊配方奶

比起牛奶配方奶，只有很少的研究评估了山羊配方奶的安全性和功效。山羊配方奶不具备任何预防或者治疗过敏性疾病的功效。很多对牛奶蛋白过敏的婴儿也会对山羊配方奶和大豆饮品过敏。

氨基酸配方奶

氨基酸配方奶或基本营养素配方奶是由营养素组成的，包括单独的氨基酸。氨基酸配方奶在预防过敏性疾病方面研究不足。

尽管绝大多数牛奶蛋白过敏的婴儿都能够通过喝深度水解配方奶控制过敏，但少数的高度过敏的婴儿可能需要用氨基酸配方奶。目前的证据显示，对于不能适应深度水解配方奶的婴儿，氨基酸配方奶是安全的，并能够提供给婴儿正常的体重增长。

特别提醒

　　氨基酸配方奶不是牛奶蛋白过敏婴儿的首选，通常适用于对深度水解配方奶仍然过敏的婴儿，或者用于导致了临床疾病的严重牛奶蛋白过敏，如结肠炎、嗜酸性食管炎，或者发育不良的孩子。

　　越来越多的哺乳妈妈因为孩子大便带血丝（但各方面发育良好）而放弃母乳喂养，改喂氨基酸配方奶，这样的做法是错误的。

　　孩子大便中有血丝可能见于以下情况。

　　1. 孩子皮肤娇嫩，肛门周围因排便时用力，或者频繁排便而破损出血。

　　2. 过敏，最常见是牛奶蛋白过敏，特别是当孩子还没有加过辅食的时候。

　　3. 妈妈的乳头破损或别的出血被孩子吃下去可能显现在大便中。

　　4. 母乳过多，导致孩子总是没有喝到后乳就已经喝不下了。

　　5. 孩子被一些特定的细菌或病毒感染。

　　6. 孩子发生了结肠炎、肠套叠等疾病。

　　如果孩子的大便中有血丝，但喝奶、睡眠以及精神状态无异常，家长无须过分担心。如果孩子出现一些异常表现，比如哭闹不安，建议去医院进行相关检查，但这其中没有任何一种情况需要停止母乳。

含有益生菌或者益生元的配方奶

对于含有益生菌或者益生元的配方奶预防过敏性疾病的研究结果并不一致。三篇综述得出这样的结论：没有足够的证据支持来建议用含有益生菌或者益生元的配方奶。

针对婴儿的其他健康状况设计的配方奶

市场上大量的婴儿配方奶生产商声称他们的配方奶适用于婴儿的一些轻微症状，比如腹泻、反流。尽管查阅了大量的资料，仍然未能找到可靠的证据能够证明他们宣传的那些效用。

一些针对代谢、肾脏、肝脏问题以及免疫和吸收不良问题的特殊婴儿配方奶是可以购买使用的。有先天性代谢问题的需要特殊医疗照顾的孩子，他们的喂养方法不包含在本书中，应该根据具体病情由相关医护人员给予指导。

预防婴儿过敏

过敏在婴幼儿中非常普遍，可能和许多食物都有关，包括由牛奶改良成的配方奶。父母经常会考虑用特殊配方奶来预防或者治疗过敏性疾病。一些特殊配方奶被考虑来预防或者治疗过敏，包括氨基酸配方奶、水解配方奶、大豆配方奶或者其他动物配方奶。但是研究证据是相互矛盾的，因此并不推荐日常用这些配方奶来预防过敏。澳大利亚的相关专家组提出了关于大豆配方奶、深度水解配方奶和氨基酸配方奶用于治疗牛奶蛋白过敏的建议：没有任何证据表明在怀孕期间、哺乳期或婴儿期，通过避免食用特定的食物或致敏食物就能够防止过敏性疾病的发生，所以目前不再建议以上做法。

小舒说

过去，在没有相关研究数据的时候，只好参考专家意见。由于没有相关研究，专家们也只好主观推测，为了避免引起孩子过敏，就直接建议妈妈和孩子都不要吃容易过敏的食物。然而现在相关研究越来越多，并没有发现孕妈妈或者哺乳妈妈，包括婴儿忌口特定食物，在预防过敏方面有任何作用。于是现在不再建议预防性地忌口。

当哺乳妈妈明确发现每次吃了某种食物后哺乳（通常在几个小时内），孩子都出现过敏反应，如急性荨麻疹、神经血管性水肿等，那么才需要忌口这种食物。孩子也是，只有在明确发现对某种食物过敏时，才暂停添加这种食物（可以过几个月再试试）。

注意：食物过敏可能加重湿疹，但通常不是湿疹的原因。

如何降低有家族过敏史的婴儿的过敏风险

★妈妈在孕期不吸烟，且在孕期和孩子出生后都确保有一个完全无烟的环境。

★不建议孕期忌口任何潜在食物过敏原，这对于儿童期的过敏没有预防作用。

★如果因为某种原因停止了母乳喂养，特殊配方奶对预防过敏没有任何优势。不要随意换用特殊配方奶，除非是在专业医生的指导下使用。

★大豆配方奶不能预防或减少发生过敏的风险，也不是适宜的婴儿配方奶。

奶瓶喂养建议：孩子需要多少奶

不论母乳喂养还是奶瓶喂养，根据孩子的需求提供奶量是最好的。配方奶的冲调浓度应该保持稳定，随着孩子的成长，应增加奶量，而不是配方奶的浓度。父母需要知道，每个孩子的食量不同。奶粉罐上的建议奶量只能作为参考。每天尿湿许多纸尿裤（5片以上），持续地（而不是迅速地）体重增长，孩子精力充沛、活泼，就意味着奶量充足。

配方奶喂养孩子的参考奶量

孩子的年龄	参考奶量
1～4 天	从每天每千克体重 30～60ml 开始，随后几天根据需求增加
5 天至 3 个月	每天每千克体重 150ml；一些婴儿，特别是早产儿，每天每千克体重需要多达 180～200ml 奶量
3～6 个月	每天每千克体重 120ml
6～12 个月	每天每千克体重 100ml，一些婴儿可能会降到每天每千克体重 90ml；6 个月后随着辅食的添加，孩子的奶量会逐渐下降到约每天 600ml

用奶瓶如何按需喂养

无论是亲喂，还是瓶喂，都应该根据孩子的需求喂养（不要过度喂养，也不要让孩子饿肚子）。同样道理，用勺子、杯子也应该按需喂养。尽量让孩子主动吮吸，而不是倾斜奶瓶往孩子嘴里喂。不以喝完为目标；如果孩子没喝饱，可以根据需求喝到最后，再小分量地增加（如每次增加 10ml）。

★了解孩子的需求，读懂孩子的饥饿信号，而不是定时、定量喂养。

★喂奶时扶住孩子的背，让孩子尽量坐直。

★奶嘴的流速不要太快，尽量让孩子可以自己掌握速度。如果孩子容易呛到，可能就是奶嘴流速太快了。如果孩子总是喝奶喝到睡着，则应该考虑换一个流速快一点的奶嘴。

★鼓励孩子自己张嘴衔奶嘴，而不是家长帮孩子把奶嘴塞进嘴里。

★家长用手水平扶住奶瓶。

★家长应该左右交替抱孩子，这样可以锻炼到孩子脖颈两侧的肌肉，让孩子拥有不同的视野。

★随瓶中奶量变少，缓慢让孩子往后靠。

养成好的瓶喂习惯

好的喂养习惯能让喝奶成为一件愉快的事，又能避免瓶喂可能带来的问题。好的瓶喂习惯主要包括以下内容。

★ 先要试试温度再给孩子喝：摇摇奶瓶，滴几滴奶到手臂内侧，温热即可。

★ 竖着或者横抱着孩子，如果不会让孩子太分心的话，可以一边喂奶，一边和孩子说话，回应孩子的需求。你对孩子而言不仅是喂养人，你们之间的沟通非常重要。

★ 不要让孩子自己喝奶（比如用什么东西支持着奶瓶），奶可能会流速太快而呛到孩子。

★ 不要让孩子睡着喝奶（喝着睡着），这样孩子不仅容易呛到，也容易引发耳部感染和龋齿。

奶嘴的选择

喂奶时，孩子嘴边有一些奶液是正常的，等他再长大点就不会了。目前市场上有多种不同形状（圆形、Y 形等）和材质的奶嘴，究竟应该如何为孩子选择适合他的奶嘴呢？其实只要掌握了下面两点就足够了。

★ 奶嘴开孔大小合适（主要基于流速考虑）。

★ 喝奶时奶嘴的头及颈部狭窄处要包含在婴儿的口腔内。

因为很难让奶的流速刚刚好适合孩子，可能需要尝试许多个奶嘴，才能选到最理想的。在还没有找到最理想的奶嘴前，选流速快的比流速慢的好。目前并没有研究证据支持哪一种特殊的奶嘴对一些问题，比如肠绞痛有帮助，所以面对宣称具有特殊功能的奶嘴，妈妈要捂紧钱包哦。

所有的奶嘴在使用前都需要用奶瓶刷或者奶嘴刷彻底地清洗并正确地消毒。硅胶和橡胶的奶嘴很容易老化，如果奶嘴裂了，可能会给孩子带来很多危害（如为细菌提供藏身之处、碎片可能被孩子吸入或者吃下去），此时一定要应及时更换。

奶嘴使用中的要点提示如下。

★ 彻底清洗、正确消毒。

★ 定期检查、定期更换。

小贴士
测试流速

把装着室温配方奶的奶瓶倒立，奶液应该稳定地滴落，而不会形成小水流。如果需要摇晃奶瓶奶液才能流出，说明流速太慢了，这样的话孩子很容易在还没有喝饱奶时就睡着了。

奶瓶消毒的四种方法

水煮法

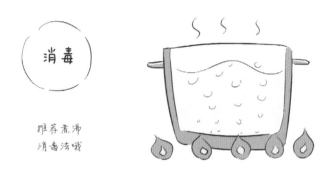

水煮是消毒奶瓶和其他喂养器具的好方法。如果做得恰当，这是很可靠的消毒方法。在消毒前一定要彻底清洗净器具。需在有清洁液泡沫的热水中，用奶瓶／奶嘴刷刷洗。

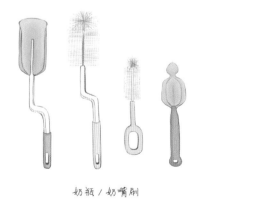

奶瓶／奶嘴刷   有清洁液泡沫的热水

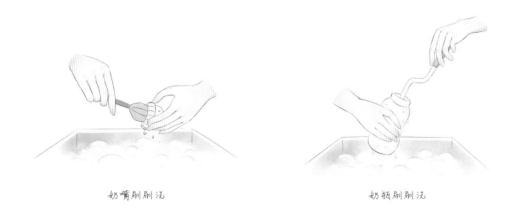

奶嘴刷刷洗　　　　　　　　　　　奶瓶刷刷洗

把所有需要消毒的器具放入锅里，加水没过器具，并尽可能排出器具中的气泡。

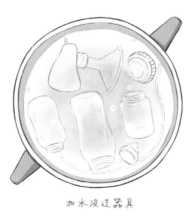

加水没过器具

尽可能排出器具中的气泡

将锅放到炉子上，烧开水，保持烧开的状态 5 分钟再关火，注意不要让水烧干。

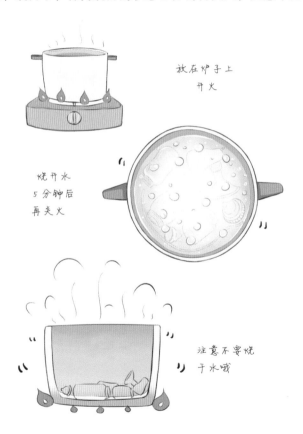

放在炉子上
开火

烧开水
5 分钟后
再关火

注意不要烧
干水哦

让器具在锅里冷却后再取出。有孩子的家庭一定要特别小心，不要让热水烫伤孩子。

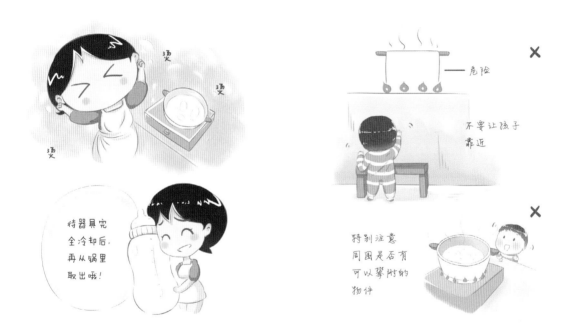

如果不是立即使用，应该把消毒好的器具装在干净的盒子或袋子里，放入冰箱。使用后的奶瓶、奶嘴等一定要在 24 小时内消毒。

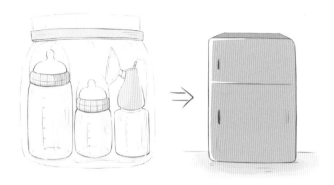

不立即使用，就把消毒好的器具装入
干净的盒子或袋子，放入冰箱

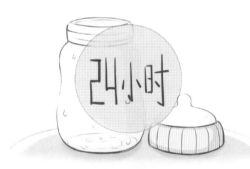

24小时

使用后的奶瓶、奶嘴需在 24 小时内消毒

化学消毒法

化学消毒剂是用液体或片剂配成的一种杀菌溶液。先用肥皂水或洗洁精把奶瓶清洗干

净，再放入浓度适宜的消毒剂中浸泡 30 分钟，可完全消除细菌污染。化学消毒没有水煮有效，除非能够先彻底清洁器具。

★根据消毒剂的说明书准确配制消毒液。

★如果配制好的消毒液超过 24 小时则应倒掉，用加了洗洁精的热水仔细刷干净装消毒液的容器，之后再配制新的消毒液。

★化学消毒法只能用于塑料盒以及玻璃的奶瓶和器具，金属器具会被化学消毒剂腐蚀。

★消毒时要让器具完全浸泡在消毒液里，确保器具内没有气泡。既可以根据说明书浸泡足够的时间，也可以一直泡在里面，需要用的时候再拿出来。

★消毒后的奶瓶或器具直接晾干，不冲洗，否则有再次污染的风险。

★把消毒剂或消毒液放置在孩子拿不到的地方。

蒸汽消毒法

蒸汽消毒器可以在短时间内把温度升高到可以杀灭有害细菌的范围，只需要按照操作说明在蒸汽消毒器中加入水，打开开关即可（消毒完毕机器会自动关掉）。

微波炉蒸汽消毒法

★使用微波炉蒸汽消毒器。

★微波炉蒸汽消毒器是专门设计用来放入微波炉中消毒的。关于化学消毒的那些提醒也适用于微波炉蒸汽消毒器（只能用于非金属材质的消毒）。

孩子多大可以开始喝鲜奶

孩子半岁以前，只有母乳和配方奶能够满足他们的营养需要。但为了实现最佳的生长发育，最好纯母乳喂养。

孩子 6 个月大后，对营养的需求增加，无论母乳或配方奶都无法单独为孩子提供足够的营养。因此，要及时加添加充足、安全和合理的辅食。但这时母乳和 / 或配方奶仍然应该是孩子的主要食物。

配方奶厂家采用技术手段，以动物奶为原料，尽量模拟母乳的成分。1 岁以内的孩子如果不喂母乳，唯一合适的、安全的、可以满足他们主要营养需求的只有配方奶。在某些特殊情况下，比如牛奶蛋白过敏的孩子，需要在医生的指导下选择深度水解配方或者氨基酸配方奶。

1 岁以内的孩子不适合喝鲜奶的原因

鲜奶的营养成分和比例不适合 1 岁以内的孩子。鲜奶中铁、亚油酸和维生素 E 的含量低，而钠、钾、氯化物以及蛋白质含量过高。1 岁以内的孩子如果以鲜奶代替母乳或配方奶会导致营养不均衡，尤其容易出现贫血。6 月龄以上的孩子需要从食物中获取丰富的铁，但鲜奶中铁含量非常低，并且其高蛋白、高磷以及低维生素 C 的成分特点还可能妨碍孩子从其他食物中吸收铁元素。

婴儿的胃肠道发育不成熟，尤其半岁以内的小孩子，喂鲜奶容易导致过敏，甚至引起胃肠道出血，加剧贫血。随着年龄增长，绝大多数孩子会对牛奶蛋白脱敏。

小孩子的肾脏还未发育成熟，鲜奶中高浓度的蛋白质、钠、钾和氯化物会增加肾脏负担，并容易导致脱水。

但6个月后，一些鲜奶制品就可以出现在孩子的辅食中了，比如酸奶、奶酪。它们来源于鲜奶，又不同于鲜奶。它们中的一部分蛋白质已经被益生菌分解成易于吸收的小分子，所以6～12个月的孩子也可以消化它们；同时由于牛奶蛋白含量减少，也不容易引起严重的过敏反应。另外，在添加辅食后，如果孩子对牛奶蛋白不过敏，加入少量的鲜奶用于辅食的制作（比如烤面包、蛋糕）也是没有问题的。需要注意的是，1岁前不要喝鲜奶，喝比吃容易摄入过多，容易替代母乳或配方奶，引起营养问题。

孩子满1岁后就可以喝鲜奶了，这时选择变多了，但鲜奶和配方奶究竟哪种才是更好的选择？

喝鲜奶好还是配方奶好

三阶段、四阶段的配方奶适用于 1 岁以上的孩子，它们的商业宣传是比牛奶更有营养，因为添加了一些维生素和矿物质。但是，三、四阶段的配方奶不是必需的，国际上关于儿童营养的权威机构都没有推荐 1 岁以上孩子喝配方奶的，没有证据表明喝配方奶会优于喝鲜奶。

1 岁后的孩子已经可以吃丰富均衡的食物了，也应该以丰富均衡的食物为主，并通过家庭食物来获取那些维生素和矿物质。例如配方奶粉中所宣传的铁、ω3 和益生元等营养元素，孩子完全可以从肉类、鱼类、谷类、蔬菜和水果中摄取。换句话说，1 岁以后，奶不再是孩子获取营养的主要来源，而应是均衡饮食的一部分。

配方奶会比鲜奶甜不少，一些孩子喜欢，另外一些不喜欢。总体来说，鲜奶蛋白质含量更高（鲜奶中的优质蛋白能提供成长所需），能量和糖分都低于配方奶粉。

另外，不少配方奶的宣传语并不成立，比如"有助于提高孩子的免疫力""可以让孩子更聪明"。事实上，至今没有任何可靠证据支撑这些说法。倒是母乳可能有利于孩子智力发展的观点已经得到了一些研究的证实；母乳中的抗体也可以帮助孩子抵御疾病，但这是配方奶无法模仿的，鲜奶也做不到。

部分父母选择配方奶而不是鲜奶，有可能是出于对乳制品质量的担心。无论什么原因给孩子配方奶都应注意避免过度依赖配方奶，千万不要误以为配方奶营养全面就忽略了给孩子提供种类丰富、搭配合理的饮食。有的父母担心孩子挑食、偏食缺营养，所以继续给孩子喝配方奶。如果孩子存在这些问题，是可以用配方奶作为过渡的，也可以选择鲜奶加上营养补充剂。但无论是配方奶粉，还是其他形式的营养补充剂，都无法完全矫正偏食所造成的营养不均衡。

　　婴幼时期是培养健康饮食习惯的黄金时期，父母应多花精力给孩子提供合理、多样化的饮食，多给他们不同种类、口味和质地的健康食物，从而帮助孩子在成长过程中形成良好的饮食习惯。

权威机构针对 1 岁以上幼儿的奶制品摄入建议

　　中国：中华人民共和国香港特别行政区卫生署、香港中文大学儿科学系、香港大学儿童及青少年科学系、香港儿科医学院、香港儿科医学会以及香港医学会联合建议如下。

　　1 岁以上，可以喝鲜奶。1 岁幼儿已能从多样化的饮食中摄取所需的营养，此时奶只是他们均衡饮食的一部分。幼儿每日饮用 360～480ml 奶，大致已足够提供他们所需的钙质。这个时候，孩子已经可以喝比配方奶便宜很多的牛奶了，包括巴氏杀菌奶、利乐枕奶或全脂奶粉等，而不必食用特别的成长或助长配方奶（即三段、四段）补充额外营养。

　　2 岁以下幼儿应饮用全脂牛奶。

　　2～5 岁则可饮用低脂奶。

　　5 岁以上可饮用脱脂奶。

　　澳大利亚：西澳大利亚州卫生署《1～3 岁幼儿营养手册》的相关建议如下。

　　孩子满 1 岁后，可以喝全脂纯牛奶；2 岁后推荐喝低脂奶（预防肥胖）。因为牛奶蛋白含量高、铁含量低，每天摄入量不应超过 500～600ml。这样做也可以避免孩子饮食中食物种类不够丰富。

豆浆如果没有强化钙（最低为每 100g 豆浆含有 100mg 钙），则不推荐用来替代牛奶给孩子喝；羊奶、椰奶、杏仁奶等乳饮品由于营养不全面，也不推荐。

刚挤出来的生奶含有有害细菌，不能直接饮用。

健康的孩子不需要喝三段、四段配方奶。

英国：英国营养基金会的建议如下。

2 岁以下的孩子需要喝全脂牛奶或酸奶（1～3 岁的孩子每天应该喝约 300ml 奶）。对于很能吃的孩子在 2 岁以后可以给他喝半脱脂牛奶。脱脂牛奶或 1% 含脂量的牛奶并不适合 5 岁以下孩子饮用。强化了维生素 D 的奶制品更有利于钙的吸收。

美国：美国儿科学会的建议如下。

孩子满 1 岁后，只要保证了均衡的饮食（谷物、蔬菜、水果和肉类），就可以给孩子喝全脂牛奶。每天牛奶饮用量不能超过 946ml。超过这个量会导致孩子热量摄入过多，也会降低他们对其他食物的食欲。

1～2 岁的大部分孩子需要喝全脂奶。如果孩子已经超重，有发生肥胖的风险，或者有家族肥胖史、高血压史或心脏病史，儿科医生可能会推荐减脂牛奶（脂肪含量 2%）。但注意孩子 2 岁以前不能喝脂肪含量只有 1% 的低脂牛奶或脱脂牛奶。全脂牛奶中相对较高的脂肪含量除了有助于保持孩子的正常体重外，还有助于他们吸收维生素 A 和维生素 D。另外，由于低脂／脱脂牛奶中蛋白质和矿物盐的浓度相对更高，因此也不适合 2 岁以下孩子饮用。

2～6 岁的孩子，建议每日牛奶摄入量不超过 500ml，避免影响体内的铁储存量。

6 个月以前：最好纯母乳喂养，如果无法实现，尽量母乳 + 配方奶喂养，还是不行就完全配方奶喂养。

6 个月至 1 岁：合理添加辅食，母乳和 / 或配方奶应是主要营养来源。

1~2 岁：主要营养来源过渡到家庭食物，奶是均衡饮食的一部分。这个年龄段的小孩可以喝全脂牛奶。

2 岁以后：有肥胖风险的孩子可以选择低脂牛奶。

奶制品是钙的主要 / 重要食物来源，还能提供优质蛋白和其他营养，应该成为食谱的重要组成部分。建议保证每天 1~2 杯奶或其他奶制品，并持续终身。1 岁以后，无论母乳、配方奶、全脂鲜奶、酸奶、奶酪，都只是食物构成的一部分，它们的营养意义并没有很大的差别。

配方奶并没有什么神奇的功能，其中添加的维生素和矿物质，孩子都可以通过丰富、均衡的饮食来摄取；但配方奶中能量和糖分都高于鲜奶，孩子可能更容易发生肥胖。如果家长选择给 1 岁以后的孩子继续喂配方奶，切忌用它替代合理均衡的饮食。从长远来看，给孩子提供多样化的均衡饮食，培养孩子良好的饮食习惯对他的成长发育更为有利。

鲜奶是除了母乳外所有其他奶制品的基础。好好坏坏，奶制品家族都差不多。1 岁以后孩子就可以喝鲜奶了，但由于幼儿对脂肪的需求更高，建议 2 岁前都不要喝低脂、脱脂奶及相应的奶制品。

酸奶的优势在于更容易消化、不容易过敏，还能提供一些益生菌。奶酪和酸奶一样，比牛奶更容易消化，更不容易过敏，但是含钠较高，不建议吃得太多。

一岁后应该喝多少奶

对于 1 岁以上的孩子，究竟每天喝多少奶合适呢？不足和过多会产生什么问题呢？

权威机构推荐的儿童的每日奶量

中国：中华人民共和国香港特别行政区卫生署、香港中文大学儿科学系、香港大学儿童及青少年科学系、香港儿科医学院、香港儿科医学会以及香港医学会联合建议如下。

1 岁以上幼儿每日饮用 360 ~ 480ml 奶，已足够提供他们所需的钙质。

2 岁以下幼儿应饮用全脂牛奶，2 ~ 5 岁则可饮用低脂奶，而 5 岁以上可饮用脱脂奶。

澳大利亚：西澳大利亚州卫生署《1 ~ 3 岁幼儿营养手册》的相关建议如下。

1 ~ 2 岁：250 ~ 375ml。

2 ~ 3 岁：375ml。

4 ~ 8 岁：375 ~ 500ml。

9 ~ 11 岁：500 ~ 750ml。

12 ~ 18 岁：875ml。

英国：英国营养基金会的建议如下。

1 ~ 3 岁：每天约 300ml 奶。

美国农业部的建议。

2 ~ 3 岁：500ml。

4 ~ 8 岁：625ml。

每日餐例中奶制品的量超过了 500ml。但同时，美国儿科学会也建议 2～6 岁的孩子每日奶量不应该超过 500ml，否则可能导致贫血。

一篇发表在《儿科学》杂志的论文讨论了"究竟应该喝多少奶"这个问题，也指出了在这个问题上美国儿科学会的建议有点不靠谱。这个研究发现，2 杯奶（500ml）能够提供足够的钙和维生素 D，同时又能保持身体有足够的铁。

不难看出，权威机构建议的奶量范围大致相同，并且是对应了这个年龄段的钙需求的。英国、澳大利亚和中国香港，都建议 1～3 岁的幼儿奶量范围在 250ml 到 480ml 之间。美国的奶量建议偏高，但是也建议不要超过 500ml。

奶喝多了会怎样

牛奶或者奶制品对孩子来说是非常好的钙来源，也富含其他促进成长发育的营养素，是很好的一种食物。如果孩子喝奶不足，他们的钙营养就可能不足。营养不足的危害不用我再强调了，如果奶喝多了会怎么样？

记住，和其他任何食物一样，适量是健康的关键。过多的牛奶会造成两方面的危害：能量过高；含钙太高。

奶富含蛋白质和其他营养，是非常好的食物，但是从 6 个月起，仅靠奶（无论是母乳还是配方奶）不能完全满足孩子的营养需求了，12 个月后，孩子需要丰富多样的食物来提供营养。由于奶 / 奶制品所含的能量很高、饱腹感比较强，如果喝奶过多，就会限制其他食物的摄入，从而影响营养的全面均衡摄入。

盲目追求一种微量元素，对健康绝对没有好处。健康是一种平衡的状态，营养素的摄入在一定范围内对健康最有利（在这个范围内，高一些或者低一些对健康没有影响），过低、过高都不好。除了喝奶过多会导致其他食物摄入不足外（包括富含铁的食物），过高的钙摄入也可能会影响孩子对铁的吸收。有研究就发现，如果每日喝奶超过 500 毫升，可能导致幼儿出现缺铁性贫血。

孩子不爱喝奶怎么办

孩子们从奶向家庭食物过渡的速度有快有慢。从 6 个月添加辅食起，就已经开始了断奶的历程——孩子喝奶会随着辅食的增加而减少，奶的主食地位不保，会逐渐"退居二线"，变成和蔬菜、水果、谷物、蛋白质类等并列的一个食物类别。

我们引导孩子去做这个转变，但是也要接受他可能会比一些孩子转变得慢或者快。在这个转变的过程中，注意查漏补缺，恋奶，就侧重提供辅食，适当限制奶量；不爱喝奶，就想办法多提供一些接触奶制品的机会，变着花样给奶制品。奶制品的形式很多，做法也真的很多。

在 6 ~ 12 个月，孩子每天的平均奶量是 600ml。孩子的奶量并非是在满周岁后突然下降的，这个奶量可能是逐渐递减的，直到 1 岁后过渡至以家庭食物为主，奶量降到 500ml 以下。

对于不喜欢喝奶的孩子，在 1 岁前，我们尽量想办法让孩子多喝。

★ 可以限制辅食的量。

★ 可以多次提供，提醒孩子是否要喝奶。

★ 可以用母乳或者冲调好的配方奶来调配辅食。

★ 可以尝试在孩子放松的时候给奶，比如洗澡后。

★养成固定的喝奶的时间，比如早起一杯奶，睡前一杯奶。

1岁后不再需要那么多奶，所以在接近12个月时，孩子的奶量会慢慢下降，过渡至以家庭食物为主，家长不用为此太担心。

1岁后喝奶的主要意义在于确保充足的钙营养。尽管奶营养丰富，但奶中所含的其他营养都不是非奶不可提供的，都可以通过其他丰富的食物获得。只有一个例外，如果没有奶或者奶制品，就很难获得足够的钙。

不过幼儿需要的钙并不多，1~3岁的孩子满足每天300ml左右（250~500ml奶）的奶或者奶制品，加上丰富的食物（食物搭配时注意增加一些高钙食物），是完全可以满足孩子需求的。

当我们明确喝奶的目的后，就可以采取多种形式来获得奶中的主要营养了。

不一定要喝，也可以吃：可以吃酸奶、奶酪，可以用酸奶、奶酪、鲜奶来做食物，比如在孩子的面食里面加一些奶酪；用鲜奶给孩子做蒸蛋；用鲜奶来蒸馒头、做蛋糕等。

奶制品多样化，可以有丰富的选择：鲜奶、酸奶、奶酪、母乳、配方奶、强化了钙的豆奶，这些都可以提供给孩子。一些含有牛奶的零食也可以偶尔吃一下，比如奶油蛋糕、芝士蛋糕等。

其他富含钙的食物：如果孩子喝奶少，那么在日常的食物搭配中可以注意增加富含钙的食物，如西蓝花、大白菜叶、卷心菜、羽衣甘蓝、豆腐等。也可以给孩子喝添加了钙的豆奶等饮品（加的是碳酸钙的话，其生物利用度和牛奶差不多，如果是磷酸三钙，那么其生物利用度低于牛奶）。

Part 16
牛奶蛋白过敏的孩子如何喂养

牛奶蛋白过敏一直是少部分妈妈的心头痛。如何判断孩子是否有牛奶蛋白过敏（或者其他食物过敏）？孩子牛奶蛋白过敏应该喝什么奶呢？母乳喂养的孩子有可能对牛奶蛋白过敏吗？孩子1岁后仍然对牛奶蛋过敏，可以完全不喝牛奶吗？孩子的营养如何保证呢？

带你了解牛奶蛋白过敏

孩子牛奶蛋白过敏，该如何忌口

母乳喂养的孩子对牛奶蛋白过敏，如何喂养

配方奶喂养的孩子对牛奶蛋白过敏，如何喂养

一岁以上的孩子牛奶蛋白过敏，喝什么

带你了解牛奶蛋白过敏

牛奶蛋白过敏的概率有多高

文献综述显示，有 5%～15% 的婴儿都有疑似牛奶蛋白过敏的症状，但是实际的过敏率从 2% 到 7.5% 不等。母乳喂养的孩子也可能出现牛奶蛋白过敏，但概率要低得多，为 0.4%～0.5%，最高可能达到 2.1%。

对于牛奶蛋白过敏，需要科学的、谨慎的诊断。如果没有严格的诊断标准，就会造成大量实际上并不是牛奶蛋白过敏的婴儿和哺乳妈妈不必要地忌口奶制品。

牛奶蛋白过敏的类型

牛奶蛋白过敏是身体对牛奶中的酪蛋白和乳清蛋白作出的一种免疫反应。这种免疫反应有 60% 的可能性是由 IgE 介导的，也可能是非 IgE 介导的。非 IgE 介导的牛奶蛋白过敏常因为消化不良出现肠胃症状，可能是由细胞介导的免疫反应。

牛奶蛋白过敏的症状

牛奶蛋白过敏可能出现在食用牛奶制品后的几分钟到几小时，不过严重的过敏反应通常出现在半小时内。牛奶蛋白过敏并没有特异性的症状，也就是说没有什么症状是牛奶蛋白过敏独有的，只要出现就能判断是牛奶蛋白过敏。

通常，牛奶蛋白过敏至少会包括皮肤、胃肠道、呼吸道中两方面的症状。50%～60%的孩子会有消化道症状，50%～60%的孩子会有皮肤方面的症状，20%～30%的孩子会有呼吸道症状。

皮肤的症状

皮肤方面的症状包括荨麻疹、风团、嘴唇和眼睛红肿、红疹、过敏性皮炎。不仅是吃，嘴周围和下巴的皮肤接触到牛奶蛋白也可能会出现这些皮肤症状。

胃肠道症状

频繁的、严重的呕吐或者食物反流（正常的婴儿也会呕吐和反流，过敏会导致更加频繁的呕吐）。

腹泻或者便秘，并且有肛门红肿或者红疹。

每天出现大约3小时的持续的、无法安抚的哭闹，每周至少出现3天，状况持续3周以上（这种情况也被称为肠绞痛）。

不太常见的症状是大便带血。

可能出现持续性的缺铁性贫血（和大便带血相关）。

呼吸道症状

如果过敏影响到孩子的呼吸功能，他们可能会出现慢性鼻塞、流鼻涕、咳嗽、气喘和呼吸困难。

如果孩子出现以下严重的过敏反应，要立即带孩子去急诊。

★ 呼吸困难。

★ 皮肤青紫。

★ 严重的皮肤苍白和身体虚弱。

★ 全身性过敏反应。

★ 头或者脖子肿起来。

★ 血性腹泻。

这些症状不是过敏独有的，所以出现这些症状并不一定意味着孩子对牛奶蛋白过敏，需要去医院请医生进行专业的判断。

牛奶蛋白过敏的诊断

首先，得有高度怀疑牛奶蛋白过敏的症状，出现症状的时间刚好和引入牛奶的时间一致。不过，没有直接接触牛奶蛋白的纯母乳喂养的孩子也可能会出现牛奶蛋白过敏。

标准的诊断流程是先限制摄入（忌口），再重新引入（食物挑战试验）。

先限制摄入（忌口）：限制牛奶蛋白摄入至少 2 周，直到怀疑是牛奶蛋白过敏的症状减轻。忌口应该完全杜绝任何奶制品的接触，不仅不是吃，也不要有皮肤接触。那些可能出现交叉过敏反应的其他奶制品也要一起限制，包括水牛奶、山羊奶、绵羊奶等。忌口时间应该超过 2 周，但可以继续延长数周。

再重新引入（食物挑战试验）：在医生严密的监测下，重新引入牛奶制品。如果再次出现过敏症状或者之前的症状明显加重，则有可能是牛奶引起的。但是，这种方法也不能完全避免误判。有可能并非牛奶蛋白引起的症状加重，只是巧合。这时用双盲的安慰剂对照试验，可以更好地判断是否是真的过敏（试验过程中其他的过敏也可能导致判断失误）。

在重新引入牛奶成分时，需要在医院进行，以及时处理严重的过敏反应。试验需要在孩子进食后 2~3 小时后进行。如果是非双盲安慰剂对照试验，食物挑战试验只是诊断的第一步。对于 1 岁前的孩子，用牛奶配方奶来做食物挑战试验；如果是 1 岁后，可以用巴士法消毒过鲜牛奶来做食物挑战试验。如果孩子过敏反应不是特别严重，最好先给 1ml，然后每 30 分钟逐渐增加量，直到摄入 100ml。如果预测是过敏特别严重的孩子，最好从 0.1ml 开始给，然后小心谨慎地增加量。

如果没有出现症状，可以 1 岁后在家里给孩子每天 200ml 的配方奶或者牛奶（根据年龄）至少 2 周，然后观察孩子有没有延迟出现的过敏反应。如果孩子消化牛奶没有问题，并未出现过敏症状，则可以判断孩子并不对牛奶蛋白过敏。

相关的实验室检测

有大约 60% 的牛奶蛋白过敏是 IgE 介导的，如果是这种情况，可以做一个皮肤点刺试验和血清 IgE 水平检测来帮助诊断。

如果怀疑牛奶蛋白过敏，皮肤点刺试验可以帮助检测到循环系统的相关 IgE 抗体，这对 IgE 介导的过敏有更大的意义。如果测试结果显示不过敏，几乎就可以判断不过敏了，但如果测试结果显示过敏，孩子仍然有可能对牛奶蛋白不过敏（特异性只有 50%）。如果皮肤点刺试验的反应很强烈（明显红肿的大疱），再结合血清 IgE 水平检测报告，可以较为准确地判断是过敏。如果是非 IgE 介导的过敏，皮肤点刺试验和血清 IgE 水平检测则没有任何意义，需要做皮肤斑贴试验来帮助诊断。

　　放射变应原吸附试验是一种半定量的检测，可以帮助诊断 IgE 介导的过敏。关于牛奶蛋白的荧光酶免疫分析技术测定的定量 IgE 报告在诊断牛奶蛋白过敏时比前面的方法更有效，可以降低误诊率。新的分子技术还可以找出和牛奶蛋白、其他食物过敏原相关的 IgE 结合位点，指导诊断和治疗。

　　如果是非 IgE 介导的牛奶蛋白过敏，则没有相关的实验室检测可以确诊，一些相关检测只能协助诊断。

牛奶蛋白过敏的预防

母乳喂养可以预防新生儿发展至牛奶蛋白过敏。特别是在孩子的家人有过敏史的情况下，更应该考虑选择母乳喂养的方式。有一定的研究证据表明纯母乳喂养 4 个月以上（建议 6 个月），可以预防或者推迟牛奶蛋白过敏的发生。

对于有严重过敏史或者家族过敏史的孩子，在引入辅食的时候，可以每次只添加一种新食物，间隔 1 ~ 2 周再添加下一种，观察孩子有没有出现过敏症状。

牛奶蛋白过敏什么时候能好

真正的牛奶蛋白过敏常常发生在孩子 1 岁内，这时候孩子的消化系统发育还不完善。有的孩子的牛奶蛋白过敏会持续更久，但 2 ~ 5 岁的孩子会逐渐自然脱敏，到了 5 岁后，几乎所有人都不再对牛奶蛋白过敏。

孩子牛奶蛋白过敏，该如何忌口

再次强调"忌口－有控制地再次引入－忌口"这个方法，如果怀疑孩子对牛奶蛋白过敏，先限制奶制品一段时间，看孩子的症状有没有改善。如果有改善，就少量地再次引入奶制品（建议在医生的监测下进行，特别是孩子有过严重过敏反应的情况下），看症状是否再次出现或者明显加重。

"忌口－有控制地再次引入－忌口"不仅是诊断，其中包括的忌口也是最重要的治疗方式。如果全面忌口奶制品后症状消失，不需要再做任何辅助检查，即可确诊牛奶蛋白过敏。

欧洲小儿胃肠营养学会建议至少 6 个月不接触牛奶蛋白或者直到孩子 9～12 个月再开始少量尝试看是否还过敏；对于有严重过敏反应的孩子，12～18 个月后再尝试。一旦症状改善，可以少量地尝试接触，看症状是否又出现，或者通过这样的方式帮助孩子脱敏。

母乳喂养的孩子对牛奶蛋白过敏，如何喂养

妈妈应该被鼓励继续母乳喂养，但是哺乳的妈妈需要忌口所有的奶制品（包括含有乳清蛋白、酪蛋白成分的食物）。

如果孩子在服用任何母乳之外的补充食物或者药物，需要确保它们是完全不含牛奶蛋白的。

如果孩子发生过立即出现反应的过敏，妈妈的忌口只需要持续 3~6 天。如果孩子可能有延迟的过敏反应（过敏导致了持续的后果，如直肠结肠炎），那么妈妈的忌口需要持续 14 天。如果妈妈忌口对于孩子没有任何帮助，那么可能牛奶蛋白过敏的诊断是错误的，孩子需要进行进一步的评估和诊断。

妈妈忌口后孩子的症状消失或好转，那么妈妈可以重新恢复她的饮食（可以继续吃奶制品），如果妈妈恢复饮食后孩子的过敏症状再次出现，妈妈希望继续在保持无牛奶蛋白的饮食下母乳喂养，那么就需要服用钙补充剂（如果不吃奶制品，妈妈的钙摄入会不足，可以每天分多次服用总剂量达 1 000mg 的钙剂）。忌口情况下的饮食需要咨询营养师，以满足妈妈的营养需求。

在一些母乳喂养的孩子中，牛奶蛋白以外的一些蛋白质，如蛋类、大豆，也可能引起过敏反应。如果发现妈妈在哺乳期间吃鸡蛋类、大豆或者别的食物，会引起孩子过敏，妈妈应该继续母乳喂养，同时避免吃这些食物。

如果母乳喂养的孩子有严重的过敏反应，如严重的湿疹或者过敏性结肠炎，同时伴随生长发育问题、血液蛋白不足、严重的贫血，孩子可能需要用一段时间治疗性配方奶，从几天到最长 2 周。很多国家比较常见的操作是给这些被诊断为严重过敏反应的纯母乳喂养的孩子喝氨基酸配方奶。这是为了能在妈妈把饮食调整为不含牛奶蛋白饮食期间，稳定孩子的状况。

在一些妈妈已经忌口了含牛奶蛋白的饮食后仍然反复出现过敏症状的母乳喂养孩子身上，妈妈需要进一步地限制饮食，或者断母乳用治疗性配方奶。但是作出断母乳的决策，需要医生的诊断，妈妈千万不要想当然地断掉母乳，毕竟这种情况的发生率非常低。

配方奶喂养的孩子对牛奶蛋白过敏，如何喂养

如果是给母乳喂养的孩子喂了配方奶导致的症状，婴儿应该回到纯母乳喂养，哺乳妈妈不需要任何忌口。

对于非母乳喂养的婴幼儿，任何以牛奶为配方的配方奶和含有牛奶蛋白的辅食，或者其他动物奶的蛋白质（如山羊奶、绵羊奶）都要严格避免。首选深度水解配方奶。深度水解配方奶是将牛奶蛋白（酪蛋白和乳清蛋白）处理成小分子，能够解决大约 90% 的牛奶蛋白过敏问题。不过，深度水解配方奶仍然可能含有致敏物质，可能导致类似过敏的症状。

过去有这样的考虑，牛奶蛋白过敏的孩子可能对乳糖中残存的蛋白起反应，常常需要同时避免乳糖和牛奶蛋白。但目前的证据并不支持这种说法，因此同时避免乳糖和牛奶蛋白的做法不再推荐。

含有纯的乳糖的深度水解配方奶已经有了，不仅安全，而且对牛奶蛋白过敏也有效。这样的深度水解配方奶可能对于 6 个月以上的婴儿口感更加好一些。

但是，继发性乳糖不耐受可能会发生在那些已经有拉肚子表现的孩子身上，如果发生继发性乳糖不耐受，需要立即换喝无乳糖的深度水解配方奶。

如果孩子对深度水解配方奶过敏或不耐受，则可以考虑用氨基酸配方奶（研究相对没有深度水解配方奶充分）。对于有极端严重的过敏或者威胁生命症状的孩子，氨基酸配方奶或许可以作为首选。澳大利亚的专家组和欧洲小儿胃肠营养学会都将氨基酸配方奶视作不致敏的，建议用于有严重牛奶蛋白过敏的孩子，也可以用于有霍纳综合征的孩子。

半水解配方奶的口味会比深度水解配方奶好一些，价格也更便宜。它的研发初衷是通过少量的牛奶蛋白接触，减轻过敏症状，刺激孩子逐渐脱敏。但由于它仍然含有牛奶蛋白，还是会造成过敏不适，目前权威的指南都不推荐给确诊了牛奶蛋白过敏的孩子喝半水解配方奶。

大豆配方奶可能用于和 IgE 有关的牛奶蛋白过敏，特别是 6 个月以上的孩子。大豆配方奶比深度水解配方奶和氨基酸配方奶更便宜，也可能更易于让孩子接受。但是大豆蛋白本身也可能导致过敏。同时对大豆蛋白和牛奶蛋白过敏的孩子可能高达 60%（不同研究得到的结果从 0 到 60% 不等）。另外，更高的肌醇六磷酸、铝、异黄酮含量可能导致一些副作用。一个包含了 170 个牛奶蛋白过敏的孩子的研究发现，有 10% 的孩子对大豆配方奶有反应，而只有 2.2% 的孩子不适应深度水解配方奶。

对于 6 个月以上的孩子，如果不能适应有点苦的深度水解配方奶，或者某些家庭无法负担这笔相对昂贵的开销，已经建立起对大豆蛋白耐受的孩子，可考虑大豆配方奶。喝大豆配方奶 2 周后如果症状还没有任何好转，那么需要考虑孩子可能对深度水解配方奶中还存在的多肽类有过敏反应，特别是在对很多食物都过敏的孩子身上，这种状况发生的可能性更大。这时应考虑尝试氨基酸配方奶，除非已经排除了牛奶蛋白过敏。

欧洲小儿胃肠营养学会和美国儿科学会建议，大豆配方奶只用于 6 个月以上的，不接受深度水解配方奶的孩子，或者家长在经济上无法承受深度水解配方奶的孩子。

还有一些配方奶也可用于解决牛奶蛋白过敏的问题，比如山羊配方奶，因为羊奶中含有更少的 α 酪蛋白，含量少所以致敏性就低一些。但是羊奶和牛奶的交叉致敏反应很普遍，约95% 牛奶蛋白过敏的孩子也同样对羊奶过敏，在忌口牛奶配方奶的同时，也应忌口羊奶配方奶。骆驼奶在某些地区用于解决牛奶蛋白过敏的问题，因为骆驼奶比起牛奶含有更少的 β 乳球蛋白，而 β 乳球蛋白也是可能致敏的。和羊奶一样，虽然含量更少，但仍然含有，如果孩子真的对 β 乳球蛋白过敏，羊奶和骆驼奶都不是很好的选择。

小舒说

如果你的孩子喝牛奶配方奶过敏，喝羊奶配方奶不过敏，你首先要考虑的是牛奶蛋白过敏的诊断是否是误诊。因为之前有很多爸爸妈妈说，孩子血液检测结果提示对牛奶蛋白过敏，但是喝羊奶粉适应得很好。这里需要说明的是，血液检测结果不能单独作为牛奶蛋白过敏的诊断标准。血液检测结果提示过敏，孩子实际可能不过敏；血液检测结果提示不过敏，孩子仍然可能过敏。

一岁以上的孩子牛奶蛋白过敏，喝什么

对于 1 岁以上仍然对牛奶蛋白过敏的孩子，需要避免摄入奶酪、酸奶和其他所有含有牛奶成分的食物。可以选择牛奶替代品，比如强化了钙的豆奶。如果孩子对豆奶也过敏（一些孩子同时对牛奶蛋白和大豆蛋白过敏），可以继续选择其他的替代品（适用于 1 岁以内孩子的那些）。

对于 2 岁以上的孩子总体上不再需要喝配方奶，很多孩子在 2 岁后已经逐渐脱敏。

对于那些因牛奶蛋白过敏或其他原因不得不避免饮用牛奶或奶制品的孩子，也可以通其他食物来获取钙。

一些低草酸的绿色蔬菜，如西蓝花、大白菜叶、卷心菜、羽衣甘蓝，都是很好的、易吸收的钙来源。一些含草酸高的食物（如菠菜、青豆等），或者一些含植酸高的食物（如植物种子、干果、谷物等），所含的钙则不易吸收。

豆腐能提供生物利用度较高的钙。

比起牛奶，干豆中钙的生物利用度只有牛奶的一半，而菠菜中钙的生物利用度只有牛奶的 10%。

如果在超市购买强化了钙的果汁或者豆奶中加的是碳酸钙的话，其生物利用度和牛奶差不多，如果是磷酸三钙，那么其生物利用度是低于牛奶的。

Part 17
哺乳期以及孩子的营养补充剂

如何选择哺乳期营养补充剂

哺乳期需要补充叶酸吗

哺乳期需要补充碘吗

哺乳期需要补充钙和维生素 D 吗

哺乳期需要补充 DHA 吗

哺乳期需要补充维生素 A 吗

孩子需要补钙吗

孩子需要补充维生素 D 吗

孩子需要补充锌吗

孩子需要补充维生素 A 吗

孩子需要补铁吗

如何选择哺乳期营养补充剂

哺乳期在合理饮食的基础上，可以选择专为孕期/哺乳期设计的营养补充剂，因为孕期和哺乳期妈妈的确需要更多的营养素。当你面对市场上众多孕期/哺乳期营养补充剂的时候，会不会挑花了眼？

其实，虽然每种孕期/哺乳期营养补充剂的成分和剂量都有些许不同，不过有一点大家可以放心，不论你选择的是哪一种，剂量都是很安全的，不用担心高一点的会不会过量，低一点的会不会不足，但是如果能根据自己的身体状况有所侧重的选择，当然是更好的。

之所以说是孕期/哺乳期营养补充剂，是因为在孕期和哺乳期的营养需求几乎是一致的，有一些商家会把产品细分为备孕、孕期、哺乳期营养补充剂，但实际上并没有必要这样做。如果你翻看一下各种营养素推荐摄入就会发现，孕期和哺乳期的营养素推荐摄入几乎没有什么差异，而备孕期之所以建议服用一些营养补充剂并不是因为服用它能让人更容易怀孕，而是从备孕就开始服用才可以确保从怀孕的一开始就有在补充一些重要的营养素。因此，你完全可以选择一种营养补充剂，从备孕一直吃到哺乳期结束。

哺乳期需要补充叶酸吗

美国公共卫生服务部和疾病预防控制中心、中国营养学会、澳大利亚国家健康和医疗研究会建议孕期每日补充 400μg 左右的叶酸。关于孕期补充叶酸的建议是从怀孕前 1 个月到孕期的头 3 个月都应该每日补充 400μg 的叶酸。也就是说，你需要从计划怀孕开始服用（因为当你发现怀孕时，往往已经怀孕几周了）。但如果是意外怀孕，应从发现怀孕时开始服用（及时补充好过不补充）。

美国官方认为，所有 15 ~ 45 岁的女性（育龄期女性）都应该每日补充 400μg 的叶酸以预防另一种非常严重的出生缺陷——脊柱裂和先天无脑畸形。对于孕育过这样出生缺陷儿的女性，再次怀孕时应该服用更高剂量的叶酸（遵医嘱）。

有些孕期 / 哺乳期营养补充剂中叶酸的剂量会超过 400μg，但通常都是安全的。叶酸的安全剂量是每日小于 1 000μg。更多的叶酸摄入实际上并没有什么危害，它只是可能掩盖 B 族维生素摄入不足的症状，但一般的孕期 / 哺乳期营养补充剂都有补充 B 族维生素，而且 B 族维生素摄入不足也通常发生在 50 岁以上的女性身上。所以，即使服用更高剂量的叶酸也不用担心，它对身体没有已知的危害。

尽管叶酸通常是建议在孕前 1 个月和孕期的前 3 个月内一定要补充，但在整个孕期补充也是安全的。注意，对于神经管缺陷的原因，目前还不是非常明确，但是在孕早期补充一定剂量的叶酸对于这种出生缺陷的预防是有 A 级研究证据支持的。

哺乳期需要补充碘吗

碘是一种需要量非常小，但又不可或缺的营养素。在我们脖子的位置，有个腺体叫作甲状腺，它需要碘来生成甲状腺激素。这些激素是胎儿、婴儿以及小朋友大脑和神经发育所必需的。因此，确保准妈妈和正处于哺乳期的妈妈获得足够的碘是非常重要的。

我们身体里的碘储存在甲状腺，因为储量非常有限，任何一点的超量使用都会导致不足。

世界卫生组织建议孕期和哺乳期女性每天口服碘补充剂来保证足够的碘摄入（确保每日的碘摄入为 250μg）。孕期和哺乳期女性需要最大化她们的碘摄入，因为她们在孕期和哺乳期的碘需求增加，并且可能并不能从强化了碘的食物和日常饮食中获得足够的碘。

当碘摄入低于建议的摄入量时，甲状腺就不能生产足够的甲状腺激素，并可能出现一系列因为碘缺乏导致的功能紊乱。孕期的碘缺乏受到特别的关注是因为妈妈的甲状腺功能异常会对胎儿的神经系统发育造成负面影响，会增加婴儿死亡率。大脑和神经系统发育早期的损害通常是不可逆转的，并且会对今后孩子的智力造成严重的影响。

在孕期和哺乳期，每天碘的需求比正常人高 90 ~ 110μg。在有碘盐的基础上，每天额外补充 150μg 是安全且可以确保为胎儿和哺乳期的婴儿提供足够碘的措施，能够保证孩子的神经和大脑的正常发育。碘是真正的、明确的可以提高智力的营养素，非常重要！如果孕期和婴儿大脑发育的关键期缺碘，造成的影响是过后再补充也补不回来的。

哺乳期需要补充钙和维生素 D 吗

孕期和哺乳期钙和维生素 D 的需求同该年龄段其他人群需求是一样的，并不会因为怀孕或者哺乳而需要更多的钙和维生素 D。有的妈妈说孕期不补钙就浑身不舒服，一补钙就好了。除了可能的心理作用外，妈妈本身的钙摄入也可能是不足的。

维生素 D 能协助钙的吸收，强化胎儿的骨骼和牙齿，预防先天性佝偻病（佝偻病并不是因为缺钙，佝偻病的全称是维生素 D 缺乏性佝偻病），还可能减少准妈妈妊娠并发症的发生。如果准妈妈处于高纬度地区，或者非常少进行户外活动、少晒太阳，有可能会缺乏维生素 D。

关于孕期补钙的问题，如果能保证每天 2 杯牛奶或者等量的酸奶，那么加上日常饮食中别的食物中含有的钙，基本上钙的需求是能够满足的。如果不能吃足够的奶制品，那么可以选择服用一种钙补充剂（每天补充 300 ~ 600mg 的钙）。两杯牛奶（500ml）或相当量的奶制品，除了能提供每日所需的优质钙（600mg）外，还能提供优质的蛋白质和其他对健康有益的营养素。任何年龄段的人，养成喝奶或吃奶制品的习惯，都是对健康非常有益的。

哺乳期需要补充 DHA 吗

DHA 全称为二十二碳六烯酸，是 ω-3 脂肪酸的主要类型之一，属于多不饱和脂肪。研究发现，DHA 对胎儿及婴儿的大脑和视觉发育十分重要。

哺乳期究竟应该摄入多少 DHA，目前医学界还没有统一的标准，大家可以参考国际脂肪酸和脂类研究学会的建议，它们建议孕妇和哺乳期女性每天应摄入不少于 300mg 的 DHA。可以通过每周吃 2～3 份富含 ω-3 脂肪酸的低汞、安全的海产品来获得，比如三文鱼、沙丁鱼、鲑鱼、鲱鱼、青口贝等。

哺乳期需要补充维生素 A 吗

孕期和哺乳期女性需要的维生素 A 会比同年龄段的普通女性高一些。孕期女性的维生素 A 推荐摄入量是每日 800μg（约等于 2 666.6IU；低于 18 岁的孕期女性是每日 700μg，约等于 2 333.3IU），而哺乳期女性的需求是每日 1 100μg（约等于 3 666.6IU）。

一些孕期和哺乳期女性的干眼症可能是由于缺乏维生素 A 引起的。孕期和哺乳期女性严重缺乏维生素 A 的话，可能增加婴儿的发病率或死亡率、增加贫血风险，导致婴儿发育缓慢等。

但是维生素 A 过量也会引起一些健康问题，特别是在孕期。维生素 A 可以储存在肝脏中，随时调用。如果平时食物中摄入的维生素 A 不足，一次性大剂量补充维生素 A（10万~20万 IU），即使在婴儿期也是安全的。但是由于维生素 A 的积累性，如果长期过量地摄入维生素 A 可能会导致颅内压增高（假性脑瘤）、头晕、恶心、头痛、皮肤红肿、关节和骨骼疼痛、昏迷甚至死亡。

孕期如果过量摄入维生素 A 可能引起婴儿先天畸形。孕期女性对维生素 A 的推荐剂量（按说明书服用）通常能很好耐受，但每天不能超过 10 000IU 或者每周不能超过 25 000IU。

哺乳期维生素 A 的需求会高于孕期，补充维生素 A 通常不会有什么问题，但当剂量过高（超过每天 5 000IU）时可能会出现一些不良反应，如恶心、头痛、发热、视物模糊、困倦和肌协调力下降等。这些症状一般是短暂的，没有发现长期不良反应。

β 胡萝卜素是一种维生素 A 的前体，即使长期大剂量补充（每天 20~30mg）β 胡萝卜素或富含类胡萝卜素的食物也不会中毒。长期过量摄入 β 胡萝卜素导致的胡萝卜素黄皮病是无害的，可以在停止摄入 β 胡萝卜素后逆转。

孩子需要补钙吗

充足的钙摄入，对人生各个阶段的骨骼健康都非常重要。钙对骨骼的正常生长发育、保持骨骼健康，以及维持正常的血管、神经和心脏功能都必不可少。在婴儿期以及儿童期获得充足的钙质，不仅可以影响小朋友目前的健康，可能还会推迟或预防老年时期的骨质疏松。

尽管钙如此重要，但不论是国内还是国外的调查都显示，亚洲／亚裔小朋友的钙摄入相对西方的小朋友更少，很多亚洲小朋友的钙摄入并没有达到该年龄段推荐的钙摄入值。家长都非常关注孩子的钙营养问题，认为钙营养是小朋友长个子的关键，于是很多小朋友从出生两三个月就开始额外补钙了。

目前关于钙补充剂和骨骼健康，尤其是小朋友的骨骼健康的研究证据非常有限，还不足以支持给小朋友普遍补钙。目前也没有充足的证据表明服用钙补充剂对孩子长期的骨骼健康有好处。

下面我们来按年龄段分析一下孩子是否真的需要补钙。假使小朋友确实需要补钙，应该怎样补。

6 个月内无须补钙

母乳被认为是婴儿最好的营养来源，也是最好的钙营养来源。母乳中的钙质是最易于婴儿吸收的。目前为止，全世界母乳喂养的足月产且不缺维生素 D 的婴儿中，未有一例缺钙的报道。无论是贫困落后地区营养不良的妈妈，还是发达国家健康的妈妈，无论妈妈本身缺不缺钙，母乳都能给 6 个月以内的孩子提供充足的钙质。

配方奶中的钙含量是以母乳为参照标准的，但由于配方奶中钙质的生物利用度没有母乳中的高，因此配方奶中的钙含量会高于母乳，以期达到和母乳相同的实际钙吸收量。

6 个月前，无论是纯母乳喂养、配方奶喂养，还是混合喂养的孩子，都不可能会缺钙。但对于纯母乳喂养又不怎么晒太阳的孩子，从出生后开始，建议每天补充 400IU 的维生素 D，以保证钙的吸收。

6～12 个月仍以喝奶为主，无须额外补钙

添加合理的辅食，并且每天保证约 600ml 的母乳或配方奶，就足以提供这个年龄段孩子所需的钙质了。如果是配方奶喂养，配方奶中的钙含量是远超过这个年龄段孩子需要的。

母乳中的钙在这个时期虽然含量有所下降，但生物利用度仍然是最高的。仍以母乳喂养为主，加上合理的辅食，孩子就不会缺钙。

世界卫生组织建议的合理的辅食添加是 6～9 个月时，每天 2～3 次辅食；9～12 个月时，每天 3～4 次辅食。辅食的添加应注意合理搭配米糊或婴儿麦片、蔬菜、豆类、肉类、蛋、酸奶、芝士等。

1~2岁保证每天1~2杯奶加上合理的饮食搭配则无须额外补钙

这个阶段的孩子已经可以喝全脂牛奶了，每天1~2杯牛奶或酸奶，或者差不多量的母乳或配方奶，再加上合理的饮食搭配，也不会缺钙。1~2岁的孩子已经可以吃成人食物了，每天要保证摄入种类丰富的食物，如蔬菜、水果、谷物、瘦肉、禽类、鱼肉、蛋类和豆类、奶制品。

这个年龄段的孩子会跑了，活动量比较大，胃容量却还小，因此要少量多餐。每天除了喝奶，还要有3~4次进食。另外，如果孩子要吃，可以再增加1~2次营养零食，如小块的水果、三明治、芝士条、酸奶等。

2岁以上最好的钙来源是牛奶或奶制品

2岁以上的孩子可以喝低脂或脱脂牛奶了，这在2岁前是不推荐的。当然，如果没有肥胖问题，继续喝全脂牛奶也是可以的。一杯240ml的牛奶中含有约300mg的钙质，是含钙最丰富、最易吸收，又最方便食用的钙来源。每个年龄段的孩子都应该被鼓励多喝牛奶。

如果孩子乳糖不耐受，喝牛奶会拉肚子，可以分多次、少量饮用，这样可以避免出现乳糖不耐受的症状。或者也可以喝等量的酸奶，或100g左右的芝士。奶制品是最好的钙来源，同时也能提供优质的蛋白质和其他能促进孩子发育的营养素，无论有没有乳糖不耐受，所有的孩子都应该食用奶制品。

奶制品以外的食物来源钙

比起钙补充剂，食物来源的钙可能对健康更有利。一些草酸含量低的蔬菜，如西蓝花、羽衣甘蓝和大白菜等，钙的生物利用度甚至超过了牛奶，举例来说，西蓝花的钙吸收率高达61%。尽管这类蔬菜本身的含钙量并不十分高（100g 煮过的西蓝花中含钙 40mg），但总体而言，仍然是较好的补钙食物。

豆制品也是不错的补钙食物，如豆腐干、豆腐皮和北豆腐。但注意，这里所说的豆制品并不包括未强化钙的豆浆，因为制作一大壶豆浆用不了多少黄豆。

可食用软骨的全鱼罐头，如沙丁鱼罐头、三文鱼罐头是很好的补钙食物。100g 可食用软骨的沙丁鱼罐头中钙的含量高达 382mg。

另外，坚果，尤其是杏仁、巴西果也是不错的补钙食物。20 颗左右杏仁的含钙量约为 72mg，6 颗巴西果的含钙量约为 45mg。

选择什么样的钙补充剂

当不能通过食物获得足够的钙，才考虑服用钙补充剂。市场上常见的儿童钙补充剂有乳钙、葡萄糖酸钙和碳酸钙。选择钙补充剂的时候要注意看其中钙成分的含量，而不是钙化合物的成分含量。乳钙和葡萄糖酸钙由于其中钙成分含量非常低，并不适宜用于补钙。碳酸钙通常是固体片剂，每片成分钙的含量较高，因此需要服用的药片数比较少，价格相对便宜。

但是碳酸钙的吸收需要胃酸的参与，因此需要随餐服用。

由于针对婴幼儿和儿童服用钙补充剂的研究还非常有限，对于想给婴儿和儿童服用钙补充剂的家长来说要非常小心。在给孩子服用钙补充剂之前，最好咨询医生或营养师等专业人员的意见。如果有可能通过食物获取足够钙的话，最好是通过食物获取，而不是选择钙补充剂。

钙营养和身高并没有直接的关系

很多人认为钙营养充足，孩子才长得高，这其实是一个误区。实际上，孩子的身高的确和营养状况有很大的关系。应该说，营养和基因共同决定着孩子的身高。在营养相当的情况下，同一年龄段的孩子的个子会在一个正常范围内波动，如果孩子的个子低于该年龄段的正常水平，那么，几乎可能肯定地说，这个孩子的营养状况不是特别好。然而，研究却发现，单独看钙营养，却对身高没有影响。无论是在孩子出生前给妈妈补钙，还是在孩子出生后以及儿童期补钙，对孩子的身高均没有影响。

所以说，营养决定身高，这里的"营养"指的是均衡的营养搭配，没有任何一种营养素比另外一种更加重要。要想通过后天的努力让孩子长得更高，需要的是合理的搭配膳食，加上适当的户外运动。

孩子需要补充维生素 D 吗

维生素 D 最主要的作用是促进钙的吸收。婴儿的钙摄入通常是不会有问题的，但是他们很可能会缺乏维生素 D，尤其是纯母乳喂养的孩子。孩子容易缺乏维生素 D 的原因如下。

★ 母乳中的维生素 D 含量很少。

★ 在添加辅食前，孩子无法吃到其他维生素 D 含量高的食物。

★ 孩子在会走之前大都在室内，很少有机会晒到太阳，限制了皮肤合成维生素 D。

相对于母乳，配方奶中人工添加了维生素 D，所以配方奶喂养的孩子维生素 D 缺乏的风险要小得多。但是如果每天摄入的配方奶不多，仍然有可能缺乏维生素 D。家长可以看看孩子的配方奶中添加的维生素 D 的含量，结合孩子的奶量计算一下每日摄入的维生素 D 的量。如果不足 400IU，则需要额外补足（不一定要每天补，可以几天补一次，平均下来满足每天摄入 400IU 以上即可）。

有哪些方式可以获得维生素 D

饮食途径：我们日常的食物中很少能够获得维生素 D，主要来源是鱼肝油和深海鱼，比如金枪鱼、三文鱼等，少量存在于奶酪和蛋黄中。在欧美国家，维生素 D 强化食物很常见，但在国内这种食物并不多见。

皮肤合成途径：皮肤合成维生素 D 的多少主要与日照时间和角度有关，以下因素也影响着皮肤能否合成充足的维生素 D，如纬度、云层厚度、气候 / 天气、皮肤颜色等，所以很难说具体晒多长时间比较合适。

防晒霜和玻璃会影响皮肤合成维生素 D 吗

理论上（实验室的数据表明），如果抹了防晒霜，维生素 D 的合成会受到很大影响。但是实际生活中的数据却显示，即使在用了防晒霜的情况下，人们也能够获得足够的维生素 D，防晒霜对于维生素 D 合成的影响非常小。这大概是因为用了防晒霜的人，或者常常用防晒霜的人，他们都更多地暴露在阳光下，晒得更多、更久，所以仍然能够获得足够的维生素 D。

有些家长会隔着玻璃让孩子晒太阳，这样做会影响维生素 D 的合成吗？会的！隔着玻璃晒基本上只能晒老，不能合成维生素 D。

维生素 D 的适宜补充剂量

美国医学会 2011 年最新版的维生素 D 摄入建议，对于 1 岁以内的婴儿来说，每天 400IU 被认为是充足的。1 岁以上到 70 岁的所有人，每天 400IU 是估计能够满足一半人需求的量，而每天 600IU 是能够满足绝大多数人需求的量。

对于 6 个月内的婴儿，最高限量是每天 1 000IU；6 ~ 12 个月的婴儿，最高限量是每天 1 500IU；1 ~ 3 岁，最高限量是每天 2 500IU；4 ~ 8 岁，最高限量是每天 3 000IU；9 岁以上所有人群，最高限量是每天 4 000IU。

最高限量并不意味高于这个量一定会出现副作用，而是高于这个量才有可能出现副作用，但是这种可能性仍然非常小。

补充鱼肝油还是纯维生素 D

鱼肝油中维生素 A、维生素 D 的含量均不适合婴儿，孩子最好补充纯维生素 D，剂量不超过每天 400IU（根据地区的经纬度、日照、喂养方式等，需求量可能不同，但 400IU 应该普遍安全）。大多数婴幼儿都不需要补充维生素 A，除非在夜盲症高发的地区。

维生素 D 到底补到什么时候

美国儿科学会的建议是，所有纯母乳喂养的孩子从出生后几天起，每天补充 400IU 维生素 D；配方奶每天喝不足 1 000ml 的部分（美国的牛奶都强化了维生素 D），补足维生素 D 差额至每天 400IU。

补到什么时候呢？补到青春期结束。因为美国儿科学会最多管到青春期结束。实际上成年人和老年人如果饮食和户外活动不足也容易缺乏维生素 D。所以这基本上是一补到终身的节奏啊。

关于维生素 D 的补充，目前国内很多医生均参考美国的建议，纯母乳喂养的婴儿每天补充 400IU。

大家可以根据孩子的户外活动情况和所在地区的日照情况决定给孩子补多久维生素 D。鼓励孩子进行更多的户外活动，多吃维生素 D 含量高的食物。健康的生活方式永远是值得提倡的。

孩子需要补充锌吗

不要自行根据"××知道"或者"××百科"中所描述的缺锌症状来判断孩子是否缺锌，这是需要儿科医生来回答的问题。均衡的营养是孩子健康成长的必要条件之一，但是判断孩子是否营养全面的方法并不是给孩子做微量元素检测，而是把孩子作为一个整体来看，看他发育是否正常——身高、体重是否处于正常范围（可以参考世界卫生组织的儿童生长曲线）。

如果孩子生长发育正常，活蹦乱跳，又精神又开心，那么就不要操心孩子是否缺这缺那了。

富含锌的食物

尽管营养补充剂受到家长们的追捧，它们在孩子中应用是否能带来很好的健康效应并没有得到足够充分的研究。在任何可能的情况下，应首先考虑通过丰富多样的食物来获得均衡充足的营养。如果不能通过食物获得，那么服用什么样的补充剂、剂量是多少，最好先咨询儿科医生或相关专业人员。

锌在很多食物中广泛存在，如肉类、鱼类和家禽是锌的主要来源，谷物、豆类和奶制品也提供了一定量的锌。红肉、全麦、葡萄干、粗粮（未提炼的谷物中锌含量较高，但生物利用度较低）都是很好的锌来源。

孩子需要补充维生素 A 吗

维生素 A 是正常视觉、基因表达、维持免疫功能和健康皮肤的必须维生素。缺乏维生素 A 可能造成夜盲症和更容易感染病毒。目前维生素 A 的缺乏是发展中国家儿童失明的首要原因。但过高剂量服用维生素 A 也可能造成一些问题，如黄疸、恶心、呕吐、没有胃口等。

很多家长都知道，纯母乳喂养的孩子需要每日补充一定维生素 D，但是市场上许多婴儿维生素 D 补充剂都打包了维生素 A。孩子是否也需要补充维生素 A 呢？

6 个月前的孩子

目前，世界卫生组织以及很多国家的官方机构都建议，6 个月后再给孩子添加辅食。正常足月产的孩子，在添加辅食之前，无论是母乳喂养、配方奶喂养，还是混合喂养，通常都能够获取到足够的维生素 A，并不需要额外补充。

如果是早产儿，可能需要母乳之外的额外的维生素 A 和其他一些营养素，或者喝早产儿配方奶粉。

如果哺乳妈妈严重缺乏维生素 A，可能会影响到孩子维生素 A 的获取。因此，哺乳妈妈应该尤其注意饮食均衡，也可以选择一种哺乳期的复合营养补充剂来服用，以确保哺乳妈妈摄入了能够同时满足妈妈和孩子需要的营养。

6 个月后的孩子

6 个月后，如果总是给孩子营养单一或者几乎没有什么营养的辅食，就可能造成孩子营养不良，包括缺维生素 A。通常情况下，外面购买的辅食都强化了多种营养成分，营养相对全面。虽然鼓励家庭自制辅食，但一定要注意逐步丰富辅食的种类，以确保全面的营养供应。

目前，中国的城市很少有缺乏维生素 A 的儿童，但在一些农村地区，由于饮食结构的原因，仍然存在不少缺乏维生素 A 的儿童。

世界卫生组织建议，在维生素 A 普遍缺乏的地区，推荐给 6 ~ 59 个月大的孩子服用高剂量的维生素 A 补充剂。对于 6 ~ 11 个月的孩子，口服一次 100 000IU（30mg）的维生素 A；对于 12 ~ 59 个月的孩子，每 4 ~ 6 个月服用一次 200 000IU（60mg）的维生素 A。这个干预措施应该同其他提高维生素 A 摄入的策略共同应用，比如增加饮食的多样性和在一些加工食物中强化维生素 A。

维生素 A 普遍缺乏的地区是指，夜盲症的患病率高于 1% 的地区，或者 2 ~ 6 岁的儿童中维生素 A 缺乏达到 20% 以上的地区。

具体到每个孩子，世界卫生组织对于维生素 A 缺乏的定义是血清视黄醇低于 0.70μmol/L。

世界卫生组织建议给孩子每 6 个月补充高剂量维生素 A 的理论基础是，单次的大剂量的维生素 A 能够很好地吸收并储存在肝脏中，并在随后的很长一段时间内，这些储存起来的维生素 A 都可以在需要的时候动用，能够保护孩子在未来的 4~6 个月中都不会缺乏维生素 A。

在服用 100 000~200 000IU 的高剂量维生素 A 后的 48 小时中可能出现一些副作用，但这些副作用通常都很轻微，也是一过性的，不会有长期的影响。可能出现的副作用包括：在一些囟门还未闭合的婴儿中可能出现囟门凸出，而在一些大一点的儿童中可能出现恶心、呕吐和头痛。

世界卫生组织建议，在人群普遍缺乏维生素 A 的地区，应在做儿保体检的时候给 6~59 个月大的孩子补充维生素 A，每年 2 次，并记录在孩子的健康卡上。

孩子需要补铁吗

孩子满 6 个月后，在继续母乳或配方奶喂养的基础上，需要合理添加辅食，并且应该从富含铁的食物开始添加，例如强化铁的婴儿米糊、肉泥、家禽和鱼肉、豆类等。

其实，不仅从 6 个月开始需要吃含铁多的辅食，美国儿科学会还推荐母乳喂养的孩子从 4 个月开始口服铁剂。

美国儿科学会指出，足月产的健康孩子从妈妈体内获得了充足的铁，可以满足出生后头 4 个月的生长发育需要。但是，母乳中铁的含量非常低，所以母乳喂养的孩子 4 个月后缺铁的风险增大。

为了预防缺铁，美国儿科学会给出了如下建议。

纯母乳喂养的孩子从 4 个月开始补充铁剂，剂量为每天每千克体重 1mg（每日不超过 15mg），一直补充到孩子适当添加了富含铁的辅食（一般为 6 个月）。

★母乳与配方奶混合喂养的孩子，只要每天母乳的量大于配方奶的量，那么补充铁剂的方案和纯母乳喂养的孩子相同。

★如果孩子喝的是配方奶，那么 1 岁以前都需要选择强化铁的配方奶。

★早产的孩子体内储存的铁很少，所以他们往往需要补充更多的铁，建议从出生后 2 周开始补，剂量为每天每千克体重 2～4mg（每日不超过 15mg）。

除了用补充剂，还可以这样做来预防孩子缺铁。

★ 出生时不早于 30 ~ 60 秒剪断脐带。

★ 6 个月添加辅食后注意添加富含铁的辅食（这非常重要）。

★ 1 岁以内不喂鲜奶（1 岁以内喂鲜奶容易导致过敏，过敏可能导致胃肠道出血，胃肠道出血可能引起或加重贫血）。

★ 1 ~ 5 岁不喝过多的牛奶。

每日最高摄入奶量的权威建议

美国：美国儿科学会建议如下。
1 ~ 2 岁，每日不超过 946ml。
2 ~ 5 岁，每日不超过 500ml。

中国：中华人民共和国香港特别行政区卫生署等联合建议如下。
1 岁以后，每日饮用 360 ~ 480ml。

澳大利亚：西澳大利亚州卫生署《1 ~ 3 岁幼儿营养手册》建议如下。
1 ~ 2 岁，每日饮用 250 ~ 375ml。
2 ~ 3 岁，每日饮用 375ml。
4 ~ 8 岁，每日饮用 375 ~ 500ml。

英国：英国营养基金会建议如下。
1 ~ 3 岁，每天喝大约 300ml 牛奶或相当于 300ml 牛奶的其他奶制品。

该不该给孩子补铁

为了可以尽早发现缺铁和缺铁性贫血的孩子，美国儿科学会从 2010 年起还建议对所有满 12 个月的孩子进行筛查。这和我国的规定不太一致，我国规定各级各类医疗机构不得针对儿童开展微量元素检测（除非有临床症状），不宜将微量元素检测作为体检等普查项目。

针对孩子的微量元素检测结果确实不太准确。比如，铁元素的检测必须采集外周静脉血，但在低龄儿童，尤其是婴儿身上操作难度较大。所以婴儿和低龄儿童一般采指尖血判断是否贫血，但检测结果不够准确。

根据世界卫生组织规定，5 岁以下儿童血红蛋白浓度 < 110g/L 可诊断为贫血。如果需进一步诊断是否为缺血性贫血，可以让贫血且有膳食铁摄入不良史的孩子服用铁补充剂进行治疗，若 1 个月后血红蛋白浓度上升超过 10g/L，则可认为孩子有很大可能性为缺铁性贫血。

一项 2011 ~ 2014 年在我国开展的研究显示，6 ~ 36 个月儿童的总体贫血率高达 24.4%，并且农村地区贫血率显著高于城市地区（32.8% vs 21.3%）。

到底要不要给孩子补铁，还需要父母结合孩子的情况作出决定，包括孩子是否存在早产、低出生体重以及慢性疾病，同时还要评估辅食添加是否合理、孩子是否挑食等因素。

Part 18
哺乳期美美做妈妈

产后抑郁，不是矫情

产后如何恢复身材

哺乳期护肤品使用建议

哺乳期能美甲吗

哺乳期其他美容美体操作

产后脱发不是缺钙

哺乳期能对头发进行染烫吗

产后抑郁，不是矫情

大家常常认为妈妈在分娩之后会因为孩子的到来而感到幸福快乐，但现实却往往没有这么美好。

生完孩子后出现的抑郁，被称为产后抑郁。很多妈妈（可能高达 80%）在分娩后，尤其是产后 3～5 天，容易出现情绪波动，主要表现为易哭、不耐烦、焦虑、易怒、失眠。这些都是产后情绪低落的常见症状。引起产后情绪低落的确切原因仍然未知，但可能与孕期和产后激素水平的变化有关。分娩经历、生活作息的改变，以及一时未能适应照顾孩子，都可能影响新妈妈的情绪。但只要家人多加关怀和协助，通常不需要治疗，在产后 2 周以内这些症状便会缓解、消失。如果症状持续超过 2 周，甚至恶化，则提示可能出现了更严重的情况，那就有可能是产后抑郁了。

不仅是刚生了孩子的那段时间可能出现产后抑郁，产后抑郁可能在产后 1 年内的任何时候发生。据估计，10%～15% 的新妈妈在分娩后 12 个月内出现产后抑郁。全球范围内已有许多流行病学调查记录了产后抑郁的患病率。一项合并了 59 个调查（包含近 1.3 万名妈妈）的综述显示产后抑郁的平均患病率为 13%，并且抑郁多发生在产后 3 个月内。近期的几个研究也表明，产后 3 个月内约有 7% 的女性经历了重度抑郁症发作；若算上轻度抑郁，产后 3 个月的抑郁症患病率达到 19%。

通过这些数据，是想让新妈妈知道，若不幸患上产后抑郁，你并不孤单，也不是另类，此刻正有很多妈妈和你经历同样的感受，你需要做的一件重要的事情就是寻求帮助——咨询心理医生、产科或儿科医生。

产后抑郁是切实存在的疾病，不是"作"，不仅仅是简单的心情不好、忧郁，它是一种严重的需要引起重视的和大脑有关的疾病。当一个人患有抑郁症，悲伤、焦虑或者心里空荡荡的感觉并不会自动离开，抑郁会影响到日常生活和作息。产后抑郁的情况有轻重之分，但大多数人都能通过正确的治疗而缓解。

如果不加处理，产后抑郁症不仅使妈妈遭受痛苦煎熬、影响夫妻关系以及与孩子的互动，还会影响哺乳期的长短。一项对产后抑郁和生长障碍的分析发现，除贫困、父母受教育程度和出生体重的作用外，抑郁会影响妈妈照顾孩子的能力，并可能由此干扰孩子的生长。但值得庆幸的是这种对生长的影响并不是长期的。

产后抑郁的征兆和症状

感受

患有抑郁症的妈妈容易从负面角度看待事物，因而容易产生羞愧、内疚、挫败，或者无望感。

爱哭（往往是自己也不能理解的原因），以及持续的情绪低落。

疲惫不堪（大部分妈妈在产后都会感到非常疲倦，但患有抑郁症会让人感到极度疲惫乏力）。

对原本感兴趣的事物或活动失去兴趣。

退出社交联系，避免与他人接触，也不愿见朋友。

缺乏动力。

无法应付日常生活，可能会感到时间不够，什么事情也做不好，而且自己无法改善这种情况。

失眠，或者睡眠过多。

不吃东西，或者胃口大开。

想法

担心丈夫或孩子受伤或者死去。

注意力不易集中，记忆力差。

想要逃离。

思维混乱，不能作出决定。

有自杀或者自我伤害的想法。

出现以上某些症状，并不意味着一定出了什么问题，它们有可能只是由于缺乏睡眠导致的。但是持续（超过2周）的情绪低落，或对娱乐性活动失去兴趣，并伴随其他症状，则可能提示患有抑郁症。

产后抑郁的改善方式

除了接受专业心理辅导和药物治疗外，患有产后抑郁的妈妈还可以通过以下方式来帮助自己。

★ 向"队友"或你信任的其他人吐露你的感觉和忧虑。

★ 偶尔请你的家人帮忙照顾孩子，让你有一些属于自己的时间。

★ 每天抽出时间做自己喜欢的事情，比如阅读、听音乐。

★ 偶尔享受和"队友"的二人世界，巩固婚姻关系和感情。

★ 保证饮食均衡，摄入充足的新鲜蔬菜和水果。

★ 在医生同意的前提下坚持合理的锻炼，比如散步。

★ 尽量得到足够的睡眠和休息。如果母乳喂养，"队友"可在夜间用你提前挤出的母乳喂孩子。

总之，产后抑郁其实很常见，每 7～10 名新妈妈中就有一名患有产后抑郁。及早寻求正确的帮助，可以让妈妈、孩子还有家人的生活更加健康、幸福。

产后如何恢复身材

相信很多新妈妈都一样，急切地想要把孕妇装收到衣柜的最角落里，穿回产前的漂亮衣服。谢天谢地，恢复到产前的身材，绝对是可以的！然而，产后减肥没有秘诀，它需要健康的饮食和坚持运动，以及非常非常多的耐心。

记住，生育本身对于女性来说就是很耗费健康的事，减肥的意义不仅是"把自己装进最喜欢的牛仔裤里"，产后的身体恢复可能关系到你今后长期的健康。所以，请采取健康的方式来恢复身材。

从饮食习惯入手

怀孕后，准妈妈可能会调整饮食习惯来满足胎儿的需求。在生下孩子后，合理的营养仍然非常重要，特别是在母乳喂养的情况下。母乳喂养期间完全没必要大吃大喝，可以适当限制食量，但是为了能够健康减肥，妈妈需要在饮食搭配上作出聪明的决定。

重点放在水果、蔬菜和全麦谷物上：选择膳食纤维含量高的食物，比如水果、蔬菜和全麦谷物，它们可以提供很多重要的营养素，同时高膳食纤维可以让妈妈更不容易饥饿。

少量多餐：妈妈可能需要把一天三餐替换成更小份的、更多次的进餐。需要限制高糖和高脂肪的食物，不要吃太多，但也不用饿肚子，不用限制蔬菜、水果的量，需要注意搭配适量的蛋白质，不要因为减肥而导致营养不良。

远离食物的诱惑：在家里只为自己准备健康的食物。如果甜点、巧克力、红烧肉一直诱惑你，就不要让它们出现在你的视线里。

仅在你饿的时候才吃： 如果你感到焦虑或者紧张，或者只是单纯地觉得到了饭点该吃饭了，那就找点别的事让自己分心，比如抱孩子出去散散步、和朋友聊聊天。

从运动入手

在过去，人们总是说，生孩子后至少 6 周不能运动，然而现代科学用事实告诉我们，等待的游戏可以结束了。

如果准妈妈在孕期就坚持运动，如果是普通的、正常的顺产，那么在生完孩子后的几天，从轻微的运动开始做起通常是安全的。只要妈妈觉得身体准备好了、身体能够承受，就可以从能够承受的运动量开始运动。

如果是剖宫产，或者是顺产但过程不太顺利（如撕裂伤），那么什么时候可以开始适当运动应该听从医生的建议。

当你的医生认为你的身体可以进行适当运动了，你可以采用如下方法开始。

注意舒适性： 如果你在哺乳期，先喂孩子再去运动，以免全身是汗的时候孩子饿得哇哇哭，而你还得先去洗澡。运动时穿有支撑效果的运动内衣和让你觉得舒服的衣服、裤子、鞋子。

慢慢开始： 从有氧运动开始，如散步、健身房的固定式自行车（可以调整速度，慢慢开始），或者游泳。当你精力变好，可以逐渐增加运动的时间和提高运动的强度。

让孩子加入进来： 如果很难找到单独运动的时间，妈妈完全可以把孩子带上一起活动。

推着婴儿车出去散步，在做有氧操的时候让孩子躺在旁边，或者让孩子成为运动的一部分，比如妈妈躺在运动垫上把孩子举起来（一定要注意安全哦）。

不要一个人坚持：如果可以，最好能够邀请别的新妈妈一起运动，比如约好时间一起带孩子出门散步，或者组织妈妈们一起去健身房搞个产后运动班，一起做亲子运动，或者带孩子一起在游泳池里游泳。

记住，在运动前补足水分，可以喝一些含有电解质的运动饮料。在整个运动过程中和运动后也要多喝水。如果妈妈在运动中感到疼痛、头晕、气短或者阴道出血，应立即停止运动。这些状况可能表明运动过量了。不要着急增大运动量，慢慢来，一步一步提高。

健康更重要

很多妈妈在生完孩子后马上就可以轻四五千克，这其中包括孩子的重量、羊水和胎盘的重量。在随后的 1 周内，妈妈可能会轻更多，但这往往只是水分的减少，孕期储存下来的脂肪并不会平白无故地消失。

通过母乳喂养、合理饮食和运动，比较合理的减肥节奏是每周减少 0.5kg 左右的体重，大约需要 6 个月甚至更久的时间才能完全恢复到孕前体重。但即使体重完全恢复到孕前，脂肪分布也可能会和孕前不同。是的，生育塑造了新的你。产后减肥，不要对自己太狠，也不要太娇惯自己，应该为健康的生活方式感到骄傲，应该为你的新身份感到骄傲。

产后减肥产品

健康是没有捷径的，好身体补不上来，减肥也没有奇迹。先说两个常常被问起的热门产品，束腹带 / 收腹带和盆骨带。

束腹带 / 收腹带： 通过搜索相关内容（英文），我发现除了商家以外，没有任何专业机构、政府、专家认为束腹带 / 收腹带有用或建议使用。如果期待束腹带 / 收腹带可以帮你恢复身材，大可以省钱了。

有人说用束腹带 / 收腹带是为了防止内脏下垂。唉，我真不知道说什么好。如果说束腹带 / 收腹带可以防止赘肉下垂，或许还有点道理，防止内脏下垂就真的毫无道理可言。

需要认清的一个现实是，束腹带 / 收腹带不能帮你在真正意义上恢复身材。但它可以让你在还没有减肥成功前暂时地看上去好一些。如果它能带给你自信，如果它让你觉得舒服，比如对于剖宫产的妈妈来说，它可以保护伤口不被孩子踢到，那么就买！

盆骨带： 关于骨盆带，如果你的医生建议你用，那就用吧。有一些证据表明，骨盆带对产后骨盆疼痛有帮助。我想提醒你注意的是，需要按照医生的指导正确地穿戴骨盆带，不需要太大力，穿在合适的位置可能比力度更加重要。

哺乳期护肤品使用建议

祛痘产品安全吗

面对琳琅满目的外用非处方祛痘产品，爱美的妈妈会不会感到无法选择？还好这些产品主要的有效成分差不多。所以，你只需要了解这些成分是否影响乳汁就好了。

过氧化苯甲酰：很多祛痘产品中都含有这种成分，其主要作用是抗菌消炎，用于处理不太严重的痤疮。在处理一些情况比较严重的痤疮时，它也会被用来辅助抗生素等处方药。

虽然有关过氧化苯甲酰对母乳影响的研究还比较少，但由于人体内绝大部分的组织和器官都含有能降解这种成分的酶，所以它即使被人体吸收，也很快会被降解。对于哺乳期的女性来讲，过氧化苯甲酰可以被认为是安全的祛痘选择。

水杨酸：水杨酸常见于祛痘和去角质产品中，比如洁面剂、爽肤水。水杨酸能渗透至毛囊，干燥面疱的化脓部位；去除老化的角质，改善皮肤纹理。虽然关于水杨酸对母乳影响的研究还比较有限，但有相关研究显示，这种药物的血液渗透率可以达到25%。另有一些研究表明，一些类似水杨酸的药物成分是可以进入母乳的。

所以，哺乳期女性在寻求祛痘产品时，最好远离浓度高于2%的水杨酸产品，尤其是含有水杨酸的面膜和身体护理产品，因为使用的面积越大，吸收量就会越高。但如果你用了，也不用太过担心，局部的外用通过皮肤吸收进入体内的量都很少，这是医生出于谨慎的建议。

乳酸和乙醇酸：乳酸和乙醇酸常被加入去死皮和修复瘢痕的产品中。市售的去死皮产品中常含有这两种成分，皮肤对其的吸收率可高达50%。孩子体内本身自带这两种成分，所以哺乳妈妈可以放心使用。

茶树精油：茶树精油是从澳大利亚一种植物中提取的物质，是一种纯天然的抗菌成分。听起来很天然，但是目前仍没有合理的对哺乳期女性的安全性研究，倒是有一些案例研究发现，幼儿接触大量的茶树精油会导致中毒。

我们对任何天然植物精华都应该多长个心眼。相比大多数的纯天然、有机物质，我更相信科技，相信化学式和精确的含量。

口服的祛痘药：绝大多数口服的祛痘药在孕期、哺乳期都是禁忌的，比如口服异维 A 酸可能会致畸，口服治疗痤疮的四环素类抗生素会影响胎儿 / 婴儿骨骼和牙齿的发育，所以哺乳期最好不要用口服祛痘药。

关于痘痘，管好你的手，重要事情说三遍，不要挤！不要挤！不要挤！

可以再白一点

在许多美白产品中都有一个共同成分，即对苯二酚。该化学成分应用于局部皮肤时，人体对其的吸收量非常微小。因此，哺乳妈妈也可以大大方方地去美白。

注意：任何人都应该选择正规品牌的美白产品，谨防产品中添加铅或其他有害成分。

哺乳期能美甲吗

目前没有足够的研究证据表明美甲对母乳的影响。美国食品药品管理局的报告称，指甲油和卸甲水中的化学物质（甲基丙烯酸甲酯、氰化甲烷）是有健康危害的，包括造成皮肤湿疹、皮炎、过敏，甚至中毒。一些"高大上"的品牌或是材质比较新颖的指甲油，比如指甲凝胶和丙烯酸树脂，目前也没有太多对它们的安全性研究。不过有害物质通过指甲或周围的皮肤渗透非常有限，所以偶尔一次美甲对母乳的影响不大。

比起通过指甲或皮肤渗入，吸入可能会造成更大的危害，所以尽可能避免吸入。如果哺乳妈妈决定涂指甲油，可以注意以下方面。

★ 在通风透气的地方做美甲。闻到的气味越少，暴露就越小。

★ 只涂一层。

★ 不要用嘴吹干，也不要吸入，等待指甲油干的过程中把手放远。

★ 不要咬指甲。

★ 去除指甲油时也要注意同样的问题。

★ 去除指甲油后用清水洗净双手。

哺乳期其他美容美体操作

哺乳期脱毛安全吗

澳大利亚哺乳协会建议，如果哺乳妈妈在家里用脱毛膏自行脱毛，这是绝对安全的，因为脱毛膏中会被皮肤吸收的化学成分微乎其微，所以对母乳当然也没有影响了。唯一需要注意的是，在大面积使用脱毛膏前，需要做一个过敏测试。

除了在家自助处理，也可以选择去美容院进行激光脱毛，或者强脉冲脱毛。目前并没有证据表明，这种脱毛方式会对母乳喂养或母乳存在影响。不过，针对部分家用非永久脱毛产品，出于谨慎，建议哺乳妈妈不要使用。

哺乳妈妈可以每天洗澡的时候用剃刀刮，其实也没有太麻烦。

哺乳期文身可行吗

文身对母乳喂养最大的风险在于感染。当文身设备清洁不当或消毒不当时，有感染乙肝、丙肝或者人类免疫缺陷病毒（HIV）的可能，HIV 可以经由母乳传播。文身所使用的色素如果被污染，同样也会引发感染。

虽然在一些正规的、口碑好的文身店文身，感染的风险会相对低一些，但是健康风险始终存在，所以哺乳妈妈最好慎重考虑。同样道理，文眉、文眼线也需要等到哺乳期结束再进行。

哺乳期面部注射整形可行吗

你是否在考虑打肉毒杆菌或进行其他面部填充手术？如果你正在母乳喂养，最好还是忍忍吧。

皮肤外科医生 Ronald Sheldon 博士建议在母乳喂养期间，尽量避免进行如使用肉毒杆菌之类药品的面部注射整容。但是，在母乳喂养期间，做微晶磨皮手术等是安全的，具体可以咨询专业医生。

产后脱发不是缺钙

产后脱发是正常的，是和怀孕相关的现象，和哺乳没有关系。孕期激素水平的改变让准妈妈几乎不掉头发（怀孕后某天突然发现淋浴下面的出水口处很久都没有积头发了），而产后相关的激素水平逐渐恢复，那些本应该在孕期掉的头发就和如今应该正常掉的头发集中在一起掉了，所以哺乳妈妈会感觉头发突然掉得比较多，特别是刚经历了几乎不掉头发的孕期。

产后脱发和缺钙没有任何关系，如果妈妈奶制品摄入很少，可以补钙，但是即便补再多的钙，该掉的头发还是留不住。

如果产后脱发严重的话，可以减少烫染，换用温和的洗发水，尽量避免对头皮的刺激。对大多数女性来说，产后 6～12 个月头发的新陈代谢就会恢复到孕前水平。如果你感到脱发非常严重，或者 12 个月后发量仍然没有恢复如前，建议咨询医生。

哺乳期能对头发进行染烫吗

如果头发乱糟糟，就会给人一种很颓废的感觉，但是还在哺乳的你是否担心染发、烫发或头发护理（或任何其他的头发处理方式）会对母乳造成污染？如今普遍认为，哺乳期美发是安全的，包括染烫。

国际母乳协会对哺乳期美发的建议是："没有证据表明，在哺乳期使用护发产品，如染色和烫发，会对孩子有任何影响。"

国际母乳协会指出，在头发护理产品中有一些化学物质可能会通过皮肤吸收，但如果头皮健康，无创口或擦伤，皮肤对这些化学物质的吸收是十分有限的。

同时，澳大利亚母乳喂养协会援引畸胎信息专科医师组织专家的话说，"美发之后，头发上的化学成分是不太可能进入母乳的，因为这些化学成分很少能进入母亲的血液。"

母乳喂养小剧场

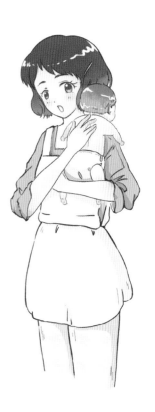

扫描二维码，获得更多母乳喂养知识

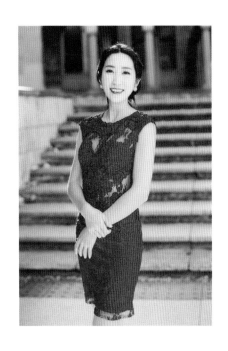

陈舒，公共卫生学博士，新浪超人气育儿博主，两个孩子的妈妈。

从2012年，还在读博士期间，小舒便开始在微博上发表婴幼儿喂养的科普文章。因为从事幼儿健康研究，接触到很多年轻妈妈和孩子，她发现妈妈们在育儿路上有非常多的困惑。让最新的科研成果、指南，应用到每个孩子身上，往往需要很多环节和漫长的时间：大量科研证据→公共卫生建议→层层医护人员教育→父母教育→孩子。但孩子的成长不等人，幼年的营养基础对于他们一生的健康至关重要。于是她便开始将国际上最新的喂养研究和一些得到证实的发现，写成简单易读的科普文章，分享给妈妈们。

在有了第一个孩子妞妞后，小舒在其公众号"夏天的陈小舒"中继续分享国际前沿的喂养知识、育儿理念，以及对两个孩子的教育感悟。希望通过文字，让更多的孩子得到最佳的养育，让更多的妈妈不再焦虑，让更多的家庭轻松育儿。

目前，微博@夏天的陈小舒，粉丝量将近200万，公众号粉丝量将近50万，得到了广大父母的喜爱和支持。

55检